Du Réveil des Affections anciennes

DES

CENTRES NERVEUX

(PARALYSIE INFANTILE ET HÉMIPLÉGIE CÉRÉBRALE INFANTILE)

PAR

LE Dr R. PAULY
Ancien interne lauréat des Hopitaux de Lyon.

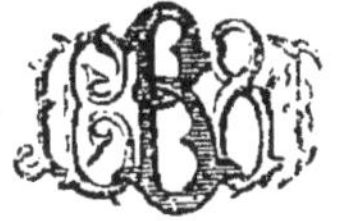

PARIS
LIBRAIRIE J.-B. BAILLIÈRE ET FILS
19, RUE HAUTEFEUILLE, 19
1895

Du Réveil des Affections anciennes

DES

CENTRES NERVEUX

(PARALYSIE INFANTILE ET HÉMIPLÉGIE CÉRÉBRALE INFANTILE)

Lyon. — Imp. PITRAT AINÉ, A. REY Succ., 4, rue Gentil. — 11415

Du Réveil des Affections anciennes

DES

CENTRES NERVEUX

(PARALYSIE INFANTILE ET HÉMIPLÉGIE CÉRÉBRALE INFANTILE)

PAR

LE Dr R. PAULY

Ancien interne lauréat des Hôpitaux de Lyon.

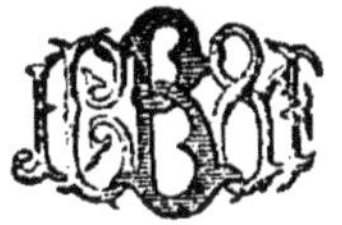

PARIS

LIBRAIRIE J.-B. BAILLIÈRE ET FILS

19, RUE HAUTEFEUILLE, 19

1895

INTRODUCTION

Avant d'entreprendre l'étude du réveil des affections anciennes des centres nerveux, il est nécessaire que nous délimitions notre sujet d'une façon bien précise.

Fallait-il comprendre dans cette étude tous les faits de lésions anciennes cérébrales ou médullaires guéries, et passées à l'état de cicatrices, qui, sous l'influence d'une cause nouvelle, fièvre typhoïde, intoxication quelconque, donnent lieu à des symptômes semblables à ceux de la maladie primitive? Prenons un exemple. Supposons un hémiplégique ancien, guéri; il a évidemment une lésion cicatricielle du cerveau; sous l'influence d'une pneumonie, les phénomènes paralytiques reparaissent : dans ce cas, la cicatrice a joué le rôle d'épine, de *locus minoris resistentiæ*, et l'intoxication nouvelle a porté son effort à ce niveau, se traduisant par les phénomènes cérébraux indiqués.

C'est aux cas de cet ordre que M. le professeur Pierret a donné le nom de phénomènes de rappel. Ce sont des faits sur lesquels il insiste fréquemment, et c'est avec eux qu'il explique la grande majorité des épilepsies, n'admettant qu'avec une extrême réserve l'idée d'épilepsie essentielle. C'est ainsi qu'il explique l'épilepsie due à une cicatrice d'une lésion syphilitique du cerveau guérie[1]; les phénomènes observés du côté sain chez les hémiplégiques[2]; la plupart des phénomènes urémiques, paralysies ou convulsions[3]; et enfin les attaques apoplectiformes et épileptiformes de la paralysie générale[4].

A côté de ces faits, il en est d'autres d'un ordre tout différent et qu'il nous semble impossible de confondre sous un même titre. Soit un homme, ayant eu une paralysie infantile qui lui avait laissé une simple infirmité; dix, quinze, vingt ans plus tard, cet homme, pour des causes diverses, est atteint d'une atrophie musculaire progressive. On voit qu'il s'agit ici d'une lésion médullaire guérie, restée latente pendant un très long temps, et qui se réveille ensuite, pour s'étendre et donner lieu à une maladie nouvelle. Une atrophie musculaire progressive s'est greffée sur une ancienne paralysie infantile. Tel est

[1] *Communic. à la Soc. de méd. de Lyon*, 1887.
[2] Faure Louis, thèse Lyon, 1892, p. 41.
[3] Bouvat, thèse Lyon, 1883.
[4] Guérin, thèse Lyon, 1895.

l'exemple le plus frappant du réveil d'une ancienne maladie des centres nerveux. Ce sont les faits de ce genre que nous étudierons dans ce travail ; en premier lieu, le réveil des anciens foyers de paralysie infantile ; puis nous relaterons une observation due à l'obligeance de M. le professeur agrégé Lannois, observation qui a trait à un réveil d'une ancienne hémiplégie cérébrale infantile.

Arrivé à la fin de mon internat, je suis heureux de pouvoir remercier tous mes maîtres des conseils qu'ils n'ont cessé de me prodiguer et de l'enseignement dont ils m'ont si largement et avec tant de bienveillance fait profiter.

M. le professeur Lépine, dont j'ai eu l'honneur d'être l'interne, a tout particulièrement droit à ma reconnaissance pour l'intérêt qu'il a bien voulu me témoigner et qu'il me témoigne encore en acceptant la présidence de cette thèse.

Je tiens aussi à remercier tous mes maitres des hôpitaux, M. Clément, à qui je dois l'idée de ce travail ; M. le professeur Boudet, MM. les professeurs agrégés Roque, Lannois et Pollosson, MM. Cordier, Audry, Leclerc et Vinay. J'aurai toujours le regret de n'avoir pu profiter des leçons de M. Bouveret, dont j'ai été si malheureusement privé pendant le semestre d'internat que j'ai passé dans son service ; j'avais antérieurement déjà contracté envers lui une dette de reconnaissance dont je garderai un souvenir ineffaçable.

DU RÉVEIL

DES

AFFECTIONS ANCIENNES DES CENTRES NERVEUX

PREMIÈRE PARTIE

RÉVEIL DES ANCIENNES PARALYSIES INFANTILES

CHAPITRE PREMIER

Historique.

Dans les traités récents, on trouve signalés les rapports qui existent entre la paralysie infantile d'une part, et l'atrophie musculaire progressive et la paralysie spinale aiguë de l'adulte d'autre part.

Marie, dans le *Traité de médecine* [1], décrit ainsi les reprises tardives d'amyotrophie : Un enfant a été atteint dans la première ou la seconde année de sa vie, d'une

[1] T. VI, p. 330.

paralysie infantile siégeant, par exemple, sur la partie inférieure d'un des membres inférieurs; puis cette paralysie a suivi la marche ordinaire et est arrivée à la période d'atrophie. Le malade, à part son infirmité consistant en un pied bot, ne présente aucun autre phénomène morbide; le fonctionnement de tous les autres muscles est parfaitement normal ; il semble donc que tout soit absolument terminé. Les choses restent ainsi, pendant dix, vingt, trente ans, plus encore (quarante-huit ans, cinquante ans, Garbsh), lorsque, sans qu'on puisse savoir sous quelle influence (fatigue musculaire??), on voit survenir un affaiblissement d'une autre extrémité, par exemple du bras du côté correspondant ; en même temps, les muscles sur lesquels porte cet affaiblissement diminuent progressivement de volume et bientôt présentent une véritable amyotrophie ; celle-ci affecte une marche progressive, et, peu à peu, atteint un assez grand nombre de muscles, au point de prendre tout l'aspect d'une atrophie musculaire généralisée. Un fait intéressant a été mis en lumière par Rémond (de Metz), c'est que cette reprise tardive d'amyotrophie semble débuter par les membres qui jadis, au moment de l'invasion de la paralysie infantile, avaient été frappés par la paralysie et s'étaient ensuite dégagés pendant la période de régression.

Grasset, dans son *Traité des maladies du système nerveux*, avait déjà indiqué cette évolution de la paralysie infantile. Dans sa dernière édition [1], il y revient avec de nouveaux détails et cite les différents auteurs qui se sont occupés de cette question.

[1] Grasset et Rauzier, *Mal. du syst. nerv.*, 1894, p. 699.

Raymond, en 1875, est le premier qui ait publié un fait d'atrophie musculaire progressive greffée sur une ancienne paralysie infantile. A l'occasion de la présentation de ce cas à la Société de biologie, Charcot avait émis les réflexions suivantes :

Ne serait-il pas possible de rattacher le processus de cette lésion à deux choses :

1° L'ancienne lésion de la paralysie infantile siégeant dans la corne gauche;

2° Le travail exagéré du bras droit, amenant l'extension de l'atrophie de la corne gauche à la corne droite.

La même année, Carrieu, dans sa thèse inaugurale, cite deux observations analogues et appelle l'attention sur ces faits de paralysies infantiles sur lesquelles plus tard se greffent d'autres lésions des cornes antérieures : paralysie spinale de l'adulte, ou atrophie musculaire progressive.

En 1877, Seeligmüller publie quatre observations semblables dans le *Jarbuch für Kinderheilkunden.*

En 1879, Coudoin fait sa thèse inaugurale sur ce sujet et apporte une observation de paralysie infantile suivie seize ans plus tard d'une paralysie spinale aiguë, et une observation, due à Quinquaud, d'une atrophie musculaire progressive survenue chez un malade guéri d'une paralysie infantile.

Oulmont et Neumann, en 1881, publient à leur tour deux observations, Sauze une observation, et Landouzy et Déjerine une autre.

En 1884, paraît dans la *Revue de médecine* un mémoire important de Ballet et Dutil, auquel nous ferons de nombreux emprunts.

Nous citerons ensuite les noms de Rémond, Garbsch, Rendu, Sterne, Grandou. Plus récemment, enfin, dans la *Revue de médecine* de 1893, Bernheim a rapporté un fait analogue, avec beaucoup de détails et un examen histologique complet. Nous aurons à tenir grand compte de cette observation dans la suite de ce travail.

CHAPITRE II

Etiologie.

On n'a pas noté de prédominance de la paralysie infantile pour l'un ou pour l'autre sexe. Or, il est curieux de remarquer que sur vingt-quatre observations que nous avons pu réunir, une seule se rapporte à une jeune fille de dix-huit ans (obs. III). Dans tous les autres cas, il s'agit d'individus du sexe masculin.

L'homme est plus exposé aux traumatismes, à la fatigue musculaire, au froid, toutes causes qui paraissent jouer un rôle dans le réveil de ces affections et c'est ainsi que l'on pourrait expliquer cette prédominance pour l'homme, trop marquée pour qu'on n'en tienne pas compte.

Il n'y a rien de particulier à signaler relativement à l'âge auquel est apparue la paralysie infantile. Cet âge est très variable dans nos observations, depuis six mois jusqu'à cinq ans.

De même, l'âge auquel la lésion s'est réveillée est très

variable : cinq ans, quinze, vingt, jusqu'à quarante-sept ans, et même cinquante-cinq dans le cas de Landouzy et Déjerine.

On voit donc que la période écoulée entre la paralysie infantile et son réveil peut être de dix, vingt, et même plus de quarante ans (Bernheim; Garbsch).

Cependant pour la majorité des cas, la période écoulée entre les deux affections est en moyenne de quinze à vingt ans.

Les causes occasionnelles le plus fréquemment notées sont: le froid humide (Coudoin, Rendu, Seeligmuller), les fatigues, misère, privations, surmenage physique.

Dans un grand nombre d'observations, on signale le travail excessif des muscles dans lesquels a débuté en second lieu l'atrophie.

Enfin, Rémond a appelé l'attention sur l'influence des traumatismes.

C'est aussi dans les professions qui exposent le plus à ces diverses causes que nous trouvons le plus souvent le réveil de la maladie : menuisier, comptable, cordonnier, chapelier, marchand ambulant, vannier, tailleur, tisseur, corroyeur et tanneur.

Chez une malade de Ballet et Dutil, on note une grippe au début de la deuxième affection, et la tuberculose aiguë chez le malade de Rendu et chez celui de Quinquand. D'après ces observations, par conséquent, les maladies infectieuses ne paraissent pas jouer un rôle important dans l'étiologie de l'affection.

Il ne semble pas non plus que tous ces malades aient une hérédité névropathique plus spécialement chargée.

CHAPITRE III

Symptomatologie.

Si nous avons peu de renseignements sur les causes du réveil des anciens foyers de paralysie infantile, nous décrirons du moins avec plus de détails la symptomatologie à laquelle il peut donner lieu.

Ballet et Dutil ont établi, dans cette étude, des divisions et une classification que nous conserverons en partie.

Ils ont distingué les formes suivantes :

a) Poussées congestives avec parésie ou paraplégie passagère ;

b) Myélite aiguë, à forme de paralysie spinale aiguë de l'adulte ;

c) Myélite subaiguë, à forme de paralysie générale spinale antérieure subaiguë ;

d) Myélite chronique, à forme de téphro-myélite antérieure chronique (atrophie musculaire progressive).

C'est la division que nous suivrons, en donnant de plus grands développements aux deux formes le plus fréquemment observées : 1° la forme aiguë, comprenant la paralysie spinale aiguë de l'adulte et la paralysie générale spinale antérieure à marche curable ; 2° la forme chronique ou atrophie musculaire progressive.

I. Poussées congestives avec parésie ou paraplégie passagère

Ballet et Dutil citent l'observation de Fleur... (obs. II), qui, atteint d'une paralysie atrophique infantile des deux membres inférieurs, fut pris brusquement, vers l'âge de vingt-deux ans, d'une paraplégie complète. Cette paraplégie dura une journée et disparut; chaque hiver suivant, il eut des accidents semblables, pendant trois ans consécutivement, et à cette époque, la paralysie devint définitive, puis se développa une paralysie spinale aiguë.

C'est la seule observation dans laquelle on signale ces accidents passagers ; aussi n'insisterons-nous pas davantage sur ces phénomènes.

II. Formes aigues

A. *Paralysie spinale aiguë de l'adulte.* — La forme aiguë de la poliomyélite antérieure se rencontre moins souvent que la forme chronique ; nous en avons trouvé cinq cas, et même pourrait-on faire des réserves à leur sujet, en l'absence d'autopsie.

Cependant Coudoin, Ballet et Dutil, Sauze et Sterne, les ont publiés sous ce titre; ils nous serviront à établir la symptomatologie de cette forme.

On sait que le début de la poliomyélite antérieure aiguë, telle que l'a décrite Duchenne de Boulogne est habituellement marquée par de la fièvre. Ce caractère n'est pas signalé dans toutes nos observations, mais il est parfaitement noté dans trois d'entre elles (obs. I, III et IV). La fièvre a été, dans ces trois cas, de courte durée, deux à cinq jours environ. Ce début fébrile n'est pas noté dans les deux autres observations.

Le début est aussi marqué par des douleurs, surtout des fourmillements.

Puis survient rapidement la paralysie. Il est intéressant de remarquer que cette paralysie ne débute pas habituellement dans les mêmes membres que la paralysie infantile. En effet, dans deux cas seulement où l'on a pu suivre ce début, étant connu l'état du malade depuis sa paralysie infantile, la paralysie de l'adulte a commencé dans les mêmes membres qui avaient déjà été atteints dans le jeune âge.

Dans ces deux cas, il s'agit une fois d'une paraplégie, et une fois d'une hémiplégie droite.

On voit que la forme de la paralysie est variable. Tantôt il existe une monoplégie, tantôt une hémiplégie ou une paraplégie; dans un cas, la paralysie, après avoir débuté dans les membres supérieurs, envahit ensuite les membres inférieurs.

Il s'est toujours agi, dans tous ces cas, d'une paralysie flasque, et on ne trouve noté de contracture dans aucune observation.

L'intégrité des sphincters est constante. Il n'y a pas de troubles de la sensibilité ; pas d'escarres.

La période d'atrophie succède rapidement à la période de paralysie. L'atrophie est progressive et s'étend plus ou moins rapidement : les muscles des membres supérieurs peuvent être atteints longtemps après le début des accidents dans les membres inférieurs.

Cette atrophie ne paraît pas avoir une marche bien régulière : elle ne va pas des extrémités aux racines des membres, du moins non constamment. Elle n'est pas complète en général, et par suite l'impotence ne l'est pas non plus.

Les muscles atrophiés sont le siège de secousses fibrillaires.

Ils ont, en général, relativement conservé leur contractilité électrique ; tandis que les muscles atrophiés par la paralysie infantile n'ont plus de contractilité.

Les réflexes tendineux sont toujours diminués ou abolis.

Enfin on note souvent le refroidissement du membre atrophié.

On n'observe pas ici, comme dans les membres paralysés dans l'enfance, de déformations, parce que les os ont leur développement complet. Les seules déformations qui existent sont dues simplement à l'atrophie musculaire, comme la main de singe par exemple.

La marche de la maladie est très variable ; l'atrophie se fait rapidement, en deux ou trois mois ; il n'est pas exceptionnel de noter une aggravation rapide, comme dans l'observation IV. L'atrophie est irrémédiable. Nous verrons qu'il n'en est pas de même dans le cas observé par Landouzy et Déjerine.

Mais dans les formes aiguës, on n'indique pas de régression, excepté dans l'observation IV (Sauze) où elle fut passagère et succédée d'une aggravation.

La terminaison n'est d'ailleurs pas indiquée, les malades n'ayant pas été suivis jusqu'au bout de leur affection.

B. — *Paralysie générale spinale à marche rapide et curable.* — Sous ce titre, Landouzy et Déjerine ont publié, dans la *Revue de Médecine* de 1882, un mémoire dans lequel ils donnent une observation que nous analyserons ici.

Chez ce malade, la paralysie infantile avait laissé une déformation du pied gauche.

C'est à cinquante-cinq ans que se réveilla cette ancienne paralysie infantile. Le début de la nouvelle atteinte fut marqué par de la fièvre, et rapidement s'établit une impotence à peu près complète des quatre membres, moindre cependant aux membres inférieurs qu'aux membres supérieurs.

En même temps, les muscles paralysés subissaient une atrophie qui en un mois devint telle que le malade avait un aspect squelettique. Cette atrophie portait sur tous les muscles du corps à l'exception de ceux de la face. Aux membres supérieurs et inférieurs; elle portait sur tous les muscles, d'une façon symétrique. On notait du refroidissement et de la cyanose des membres inférieurs. L'atrophie atteignait également les muscles du thorax et du dos.

Les muscles du cou et de la face, le diaphragme étaient intacts.

Les réflexes tendineux étaient abolis.

Il existait des contractions fibrillaires et la réaction de

dégénérescence. Il n'y avait pas de troubles de la sensibilité, et les sphincters étaient intacts.

L'état du malade commença à s'améliorer vers le cinquième ou sixième mois du début de la maladie, et l'amélioration fut rapide : en trois mois, il avait recouvré toute sa force musculaire, il pouvait se lever, se promener, et il se considérait comme guéri, lorsqu'il fut pris d'une tuberculose aiguë qui l'emmena en un mois.

L'autopsie, que nous relaterons dansdans le chapitre suivant, a montré qu'il s'agissait bien dans ce cas tout à fait remarquable d'une poliomyélite antérieure et non d'une polynévrite, comme on pouvait le supposer.

III. — Formes chroniques

Nous venons d'étudier successivement les formes aiguës et subaiguës de poliomyélites greffées sur d'anciennes paralysies infantiles ; ce ne sont pas les formes les mieux connues, ni les plus fréquentes. La téphro-myélite chronique, dont il nous reste maintenant à tracer le tableau a été plus souvent rencontrée et paraît peut-être mieux établie. Nous nous efforcerons, dans cette étude, de nous en tenir aux renseignements consignés dans les observations que nous avons pu réunir.

Dans tous les cas, ainsi que nous l'avons déjà fait remarquer, il s'agit d'individus du sexe masculin. L'atrophie musculaire s'est manifestée de trois à quarante-six ans après la paralysie infantile. Pendant tout le temps intermédiaire, il n'y a eu aucun accident spinal.

Dix fois sur dix-huit, l'atrophie musculaire a commencé

par les membres inférieurs, et trois fois elle a revêtu la forme hémiplégique.

Il n'y a que quatre cas où l'on peut affirmer que les deux affections se sont montrées dans la même région.

Dans les autres cas, l'atrophie a débuté au membre supérieur, la paralysie infantile étant localisée au membre inférieur, ou bien elle a débuté dans les membres du côté opposé.

Le début est habituellement marqué par de l'engourdissement et quelques douleurs peu vives dans les muscles qui vont être le siège de l'atrophie.

Cette atrophie a une marche progressive. Elle peut suivre absolument la marche ordinaire du type Aran-Duchenne, envahissant progressivement les muscles de la main, éminence thénar et muscles interrosseux, puis ceux du bras et de l'épaule.

Mais ici, la symétrie des lésions n'est pas la règle, comme dans le type Aran-Duchenne. L'atrophie peut envahir le membre supérieur du côté opposé au bout d'un temps plus ou moins long, et l'on voit souvent alors l'atrophie, après avoir successivement atteint la main, le bras et l'épaule du côté droit, passer ensuite à l'épaule gauche d'abord, puis à tout le membre de ce côté, en progressant de haut en bas.

Il n'y a donc aucune régularité dans la marche de cette atrophie.

Quant aux différents types d'atrophie musculaire que l'on trouve indiqués dans les observations publiées, type Erb notamment, on peut se demander s'il ne s'agit pas, dans ces cas, de myopathies primitives. Garbsch admet cette dernière opinion, et Déjérine a récemment publié dans ce sens une observation que l'on trouvera plus loin *in extenso*.

Cette question reste d'ailleurs obscure, car bien des faits, non habituels dans l'atrophie musculaire progressive, ont été notés dans certaines observations où l'autopsie a montré qu'il s'agissait bien d'atrophies d'origine myélopathique. Ainsi, dans le cas de Bernheim, est notée la participation des muscles de la face : il y a déviation de la commissure labiale droite qui est un peu remontée ; dans notre observation personnelle, il existait même une hypertrophie tout à fait remarquable du muscle temporal droit.

En résumé, la marche de l'atrophie, dans les formes que nous avons en vue, n'a pas la régularité habituelle de l'atrophie musculaire progressive. Elle envahit les muscles des membres, respectant ordinairement la portion claviculaire du trapèze, comme dans l'atrophie musculaire progressive ; elle peut envahir aussi les muscles du tronc, de la nuque, et même ceux de la face, où il peut aussi se produire de l'hypertrophie, comme nous l'avons vu pour notre cas personnel.

Nous n'insisterons pas sur les différentes attitudes qui peuvent résulter de ces atrophies et qui sont bien connues, main en griffe, etc.

Ici, comme dans l'atrophie musculaire progressive d'Aran-Duchenne, l'affaiblissement des mouvements volontaires est toujours proportionné au degré d'atrophie des muscles qui les exécutent. La paralysie ne précède pas l'atrophie.

Les contractions fibrillaires sont notées dans douze observations ; elles ne sont pas mentionnées dans les autres. Parfois même il existe de véritables secousses musculaires. Au point de vue des réactions électriques, on note le plus souvent une diminution de la contractilité dans les muscles atrophiés. Cependant, plusieurs fois, cette contractilité était conservée.

La réaction de dégénérescence a également été notée.

Les réflexes patellaires et plantaires sont habituellement abolis. Cependant, trois fois, on a remarqué l'exagération de réflexes.

La sensibilité est intacte.

Parfois il existe un refroidissement des membres atrophiés.

Il n'y a pas de troubles des sphincters.

Tels sont les principaux caractères symptomatiques observés dans les formes chroniqûes d'amyotrophies succédant aux anciennes paralysies infantiles.

CHAPITRE IV

Anatomie pathologique.

I. Poussées congestives

Nous avons vu que Ballet et Dutil ont publié l'observation d'un malade qui eut à plusieurs reprises des atteintes passagères de parésie ou de paraplégie. Ils attribuent ces accidents à des poussées congestives autour de l'ancien foyer de paralysie infantile.

Mais aucune vérification n'a été faite, et, en somme, il n'y a là qu'une hypothèse.

II. Formes aigues et subaigues

Etant connues les lésions de la paralysie infantile d'une part, et celles de la paralysie spinale aiguë de l'adulte et de l'atrophie musculaire progressive d'autre part, rien ne paraît plus logique que de supposer des relations entre ces différentes maladies. Toutes, en effet, sont des poliomyélites antérieures, toutes atteignent les cellules des cornes antérieures de la moelle, et seules les questions d'âge ou bien la forme aiguë ou chronique les différencient.

Renvoyant au chapitre suivant l'étude des formes chroniques, nous voyons qu'une seule autopsie nous permet de vérifier ces relations entre la paralysie infantile et les formes aiguës ou plutôt subaiguës des poliomyélites antérieures. C'est l'observation de Landouzy et Déjerine.

Dans ce cas, il existait un foyer ancien de paralysie infantile dans la moitié gauche de la moelle lombaire. A l'œil nu, on constatait une asymétrie très nette entre les deux côtés de la moelle, la moitié gauche étant notablement plus petite que la droite. Cette diminution de volume tient presque exclusivement à l'atrophie de la corne antérieure correspondante.

Au microscope, on constate que la partie antérieure de la corne, et en particulier la région externe se colore très fortement par le carmin et ne contient plus aucune cellule; cette région est transformée en un tissu d'apparence fibillaire, avec des cellules araignées assez nombreuses, et traversée par des vaisseaux à parois scléreuses; cet ancien foyer de paralysie infantile a environ 2 centimètres en hauteur. La corne de la substance grise du côté droit présente à peu près ses caractères normaux comme nombre et comme forme des cellules motrices.

Un certain nombre d'entre elles sont cependant manifestement altérées et présentent les caractères de l'atrophie simple avec une apparence granuleuse ; la névroglie et les vaisseaux ne présentent rien de particulier de ce côté. Les différents faisceaux blancs et la substance grise périépendymaire présentent les caractères de l'état physiologique. Il existe donc dans le renflement lombaire un ancien foyer de téphromyélite antérieure et des altérations légères et de date récente d'un certain nombre de cellules motrices.

A la région cervicale, il existe une altération de la corne antérieure du côté droit, se traduisant à l'œil nu par une notable diminution de volume, apparente surtout au niveau de l'origine de la cinquième paire.

L'examen microscopique montre qu'à ce niveau les cellules motrices ont presque complètement disparu dans la partie externe de cette corne, dans une hauteur de 3 à 4 millimètres; au-dessus et au-dessous, la lésion diminue d'intensité. On peut voir sur chaque préparation, quelques cellules en voie d'atrophie; leurs prolongements ont disparu, et elles sont plus granuleuses qu'à l'état normal. La névroglie présente des traces d'irritation, les noyaux y sont plus nombreux, et les fibrilles un peu plus abondantes, mais il n'y a pas de fibrilles à proprement parler comme dans l'ancien foyer du renflement lombaire. Les vaisseaux ne paraissent pas altérés, peut-être y a-t-il une légère irritation de la paroi des capillaires, dont les noyaux sont plus nombreux qu'à l'état normal, mais cela est douteux. Cette altération cellulaire siège dans toute la hauteur de la corne antérieure de la région cervicale, mais c'est au niveau de l'origine de la cinquième paire qu'elle est de beaucoup le plus marquée.

La corne grise du côté gauche présente quelques altérations, beaucoup moins prononcées du reste que celles du côté droit. Les cellules sont à peu près aussi nombreuses qu'à l'état normal, toutefois au milieu de ces cellules, saines en apparence, on en trouve quelques-unes en voie d'atrophie, sans localisation quelconque du reste. Les faisceaux blancs, le faisceau pyramidal en particulier, ne présentent aucune espèce d'altération, pas plus du reste que la substance grise centrale.

Région dorsale. — Il est difficile de se prononcer sur l'état des cellules motrices dans cette région. Elles ne présentent pas tout à fait les caractères de l'état physiologique et se colorent moins bien par le carmin ; quelques-unes sont arrondies, globuleuses, sans prolongements, mais elles sont en petit nombre, et, sur les différentes coupes pratiquées dans cette région, il ne semble pas que les cellules motrices soient moins nombreuses qu'à l'état normal. Les faisceaux blancs et la substance grise centrale sont parfaitement sains. La colonne de Clarke est normale.

Telles sont les lésions qui ont été constatées dans la moelle par Landouzy et Déjerine. Les nerfs périphériques paraissaient sains, et les muscles n'offraient qu'une légère multiplication des noyaux du faisceau primitif, avec pigmentation anormale de leur protoplasma.

III. — Formes chroniques.

L'observation publiée par Bernheim nous permettra de relater les lésions qui ont été trouvées dans les cas d'atrophie musculaire progressive succédant à une ancienne paralysie infantile.

Dans ce cas, le foyer de paralysie infantile siège à la région lombaire où la corne antérieure droite ne présente presque plus de cellules normales et offre une grande quantité de corps amyloïdes, tandis que les noyaux de la névroglie sont peu nombreux.

D'autre part, cette corne lombaire droite est beaucoup moins vascularisée que ne le sont ses congénères dans la portion supérieure de l'axe gris médullaire.

Dans la région dorsale, les lésions s'étendent non seulement à droite, mais aussi à la corne antérieure gauche. Dans la région cervicale, ces lésions sont également bilatérales. Les cellules nerveuses ont à peu près totalement disparu, et sont réduites à l'état de cellules petites, granuleuses, sans prolongement ; ce sont de petites masses arrondies, composées d'un noyau qui semble parfois avoir perdu l'apparence vésiculeuse, et d'une substance protoplasmique chargée de pigment.

En résumé, les lésions de l'axe gris consistent essentiellement dans la disparition ou l'atrophie des cellules des cornes antérieures ; ces lésions sont très intenses et bilatérales dans les régions supérieures, elles semblent diminuer un peu dans les régions moyennes, puis elles deviennent unilatérales à la région lombaire. Mais ici la lésion ne doit-pas être contemporaine des lésions situées plus haut puisque les caractères histologiques sont un peu différents.

Telles sont les lésions décrites dans l'observation de Bernheim. Nous ne rappellerons pas les lésions des cordons blancs et des muscles, qui ne nous intéressent pas au même titre que celles de l'axe gris.

Comme on le voit, les autopsies sont bien peu nombreuses, qui nous permettent de vérifier les relations qui existent entre ces différentes poliomyélites antérieures. Nous examinerons, dans le chapitre suivant, comment on a interprété ces rapports.

CHAPITRE V

Pathogénie.

La coïncidence d'une paralysie infantile et de téphromyélites antérieures survenant plus tard chez le même sujet étant un fait admis, il s'agissait d'interpréter les rapports existant entre ces diverses maladies.

Les cliniciens et les anatomo-pathologistes se sont divisés en deux camps; ceux qui voient entre les deux maladies une relation de cause à effet, et ceux qui ne veulent y trouver qu'une coïncidence.

La moelle est-elle prédisposée à s'enflammer de nouveau par le fait d'une lésion antérieure?

« Certains médecins, dit Rendu, le nient absolument, et récemment encore Ross en Angleterre a soutenu que la présence d'une cicatrice de myélite infantile n'exposait les malades à aucun accident ultérieur. »

Il ajoute : « Tel n'est pas l'avis de la majorité des neuro-pathologistes, et il est admis aujourd'hui que l'existence d'un ancien foyer inflammatoire de la moelle est une cause fréquente de complications nerveuses pour l'avenir. »

Rendu semble donc admettre la relation de cause à effet entre les divers états pathologiques qui nous occupent.

Coudoin affirme cette relation. C'est aussi l'opinion exprimée par Ballet et Dutil : « On n'a pas assez remarqué, ce nous semble, qu'un foyer de myélite infantile constitue dans la moelle une épine dangereuse, et que cette épine, qui paraît jouer là le rôle d'un vulgaire corps étranger, peut être la cause occasionnelle d'affections musculaires variées. »

Landouzy et Déjerine sont moins affirmatifs et se demandent s'il y a rapport de cause à effet.

D'un autre côté, Duchenne de Boulogne, au point de vue clinique, Roger et Damaschino, au point de vue anatomo-pathologique, se sont attachés à séparer la paralysie infantile de l'atrophie musculaire progressive, mais ces auteurs n'envisageaient pas la possibilité du réveil de la paralysie infantile.

Pour la plupart des médecins, il existe donc bien un rapport de cause à effet entre l'ancien foyer de paralysie infantile et la maladie nouvelle. On peut bien dire qu'il s'agit d'un réveil de l'ancienne lésion.

Comment expliquer ce réveil ? Les différentes théories qui ont été émises à ce sujet sont les suivantes :

a) *Théorie de l'épine.* — Ballet et Dutil soutiennent cette théorie. Coudoin dit que les régions de la moelle où se localise la maladie de retour sont de préférence celles qui ont été antérieurement lésées lors de la paralysie infantile.

Hayem admet aussi qu'une lésion très limitée de la substance grise, même quand elle est arrivée depuis longtemps au terme de son évolution, est une épine irritative qui peut devenir le point de départ d'une myélite de la substance grise.

Mais on a fait les objections suivantes :

1° Il est difficile d'admettre que l'ancienne lésion agisse comme épine irritative, parce que cette lésion ne laisse que des cellules atrophiées sans néo-formations succédant à la période inflammatoire de la maladie.

2° Il est rare que dans l'ancien foyer on trouve le point de départ de la seconde affection.

Mais nous avons vu que telle n'est pas l'opinion de Coudoin, et l'on peut dire que dans onze cas au moins le début dans la même région est nettement noté ; peut-être même pourrait-on le trouver dans un plus grand nombre d'observations.

D'autre part, dans les cas où l'autopsie a pu être faite, on a noté toujours des lésions plus ou moins disséminées dans toute la hauteur de la substance grise, semblant relier entre eux les foyers anciens et nouveaux de myélite.

On s'est aussi demandé pourquoi cet ancien foyer, provoquant des lésions de voisinage, n'agissait dans tous les cas que sur les cornes antérieures et non sur les zones voisines. Cette objection ne repose pas sur un fait rigoureusement exact, car plusieurs fois on a trouvé notés des symptômes indiquant l'altération des faisceaux blancs, comme dans la sclérose latérale amyotrophique; d'autre part, peut-être doit-on penser que la substance grise a une prédisposition spéciale.

b) *Théorie microbienne.* — Il semble que les cornes

antérieures de la substance grise de la moelle présentent une moindre résistance aux agents infectieux, de même qu'à certains poisons inorganiques, comme le plomb.

La nature infectieuse de la paralysie infantile est admise depuis les publications de Strümpell et de Cordier, et l'on peut se demander s'il ne se produirait pas deux attaques successives du même microbe. Cette hypothèse n'est pas invraisemblable puisque l'on a pu expérimentalement produire des poliomyélites antérieures d'origine infectieuse. Rappelons que Roger a publié un cas d'atrophie musculaire produite chez un lapin par des inoculations intra-veineuses de streptocoque. (*Revue de médecine*, 1892.) A l'autopsie on trouva une poliomyélite antérieure.

Les expériences plus récentes de Thoinot et Masselin (*Revue de médecine*, 1894) viennent encore à l'appui de cette opinion. On sait que ces auteurs, injectant des cultures de colibacille et de staphylocoque doré dans la veine marginale de l'oreille de lapins, ont tantôt tué l'animal dans un court délai, tantôt créé infailliblement un état paralytique et amyotrophique, d'une marche variable et plus ou moins rapide. Parfois l'infection incubait assez longtemps (six mois dans un exemple), et une fois développée marchait rapidement ou permettait une survie d'un mois et plus.

c) *Prédisposition peut-être héréditaire de la substance grise* (Bernheim). — Plusieurs auteurs ont soutenu l'étiologie héréditaire de la paralysie infantile (Maritz-Meyer, Hamond, Seeligmüller, Déjerine, Mathieu Sicard).

Bernheim pense que la véritable étiologie de l'atrophie

musculaire progressive est la même que celle de la paralysie infantile, et que c'est cette communauté d'étiologie qui crée cette coïncidence depuis longtemps remarquée.

C'est une prédisposition locale, inhérente à certains sujets, qui crée aujourd'hui la paralysie infantile, de même qu'elle créera plus tard les poliomyélites antérieures aiguës, subaiguës ou chroniques de l'adulte.

Voici d'ailleurs les réflexions dont Bernheim fait suivre l'observation que nous rapportons plus loin *in extenso :*

« Les deux maladies greffées l'une sur l'autre à quarante-six ans de distance, ne sauraient trouver, je pense, une explication suffisante par l'hypothèse d'une épine inflammatoire laissée par le foyer infantile. Celui-ci existe dans la corne lombaire droite, la seconde maladie à débuté à l'extrémité opposée de la moelle dans les cornes cervicales ; les régions intermédiaires sont moins atteintes ; il n'y a donc pas eu de propagation inflammatoire. La corne lombaire gauche avoisinant la droite est presque normale.

« Sur 19 cas de paralysie infantile sur laquelle s'est greffée plus tard, soit une atrophie musculaire, soit une paralysie spinale de l'adulte, je constate que, dans 8, la première affection a débuté par les membres inférieurs, la seconde par les membres supérieurs (Ballet et Dutil, Quinquaud, Oulmont et Neumann, Raymond, Spillmann, Rémond, Rendu, Bernheim).

« Dans onze cas, les deux affections ont débuté dans les mêmes extrémités (Coudoin, Sauze, Carrieu, Ballet et Dutil, Oulmont et Neumann, Spillmann, Hayem, Charcot et Vulpian). Ainsi huit fois sur dix-neuf cas, la seconde affection n'a pas eu son point de départ dans l'ancien foyer infantile ni dans son voisinage, mais à l'extrémité opposée de la moelle. On ne saurait donc considérer cette seconde affection comme étant toujours due à une épine inflammatoire laissée par la première. En tout cas, un autre facteur est nécessaire, qui explique pourquoi la maladie de l'adulte, comme celle de l'enfance, se systématise dans l'aire des cornes antérieures. Si un ancien foyer agissait uniquement comme corps étranger phlogogène, il déterminerait autour de lui une myélite par propagation, envahissant indistinctement substance grise et blanche, irrégulièrement diffuse. Or, on ne trouve guère d'observations de myélites diffuses, ou autrement systématisées que les poliomyélites antérieures, greffées sur la paralysie infantile. Le fait de la localisation sur les cornes antérieures implique donc nécessairement l'idée d'un facteur qui domine l'élément inflammatoire et l'appelle sur cette région spéciale. Il y a une vulnérabilité spéciale des cellules motrices de la moelle. On peut dire que les sujets qui ont eu dans leur enfance une paralysie spinale aiguë conservent pendant leur vie une certaine prédisposition aux maladies qui constituent le groupe des poliomyélites antérieures; ce ne sont pas des médullaires, ce sont seulement des poliomédullaires antérieures.

« L'affection qui a frappé, dans les premiers mois de la vie, les cellules grises antérieures de la moelle dans une étendue plus ou moins grande, a-t-elle laissé dans les cellules primitivement touchées, mais dégagées, une vulnérabilité spéciale qui les rend plus impressionnables dans l'avenir aux causes morbifiques?

« Dans l'enfance même, la paralysie atrophique peut

offrir des récidives (Roger et Damaschino, observation de Laborde et Vulpian, *Mal. du syst. nerv.*, t. II). Ainsi la paralysie infantile, en apparence éteinte, se réveille quelquefois dans l'enfance même, quelques jours, quelques semaines, ou même plusieurs années après la première atteinte. Ceux qui, avec Strümpell et Cordier, considèrent cette maladie comme infectieuse et liée à l'évolution d'un microbe, qui affecterait spécialement les cornes grises antérieures, peuvent penser que le microbe générateur de la maladie continue à séjourner dans l'organisme, susceptible de se réveiller, sous l'influence d'une cause fortuite. La récidive serait, comme la première atteinte, de nature microbienne.

« C'est là une hypothèse. »

Enfin, Bernheim admet une diathèse héréditaire qui prédispose aux poliomyélites antérieures.

— En résumé, trois théories ont été soutenues :

1° La prédisposition spéciale des cellules des cornes antérieures chez certains sujets ;

2° Le réveil d'une infection microbienne ancienne, ou bien, nouvelle atteinte de cette infection ;

3° Enfin la théorie de l'épine, le foyer ancien jouant simplement le rôle d'un corps étranger et produisant un *locus minoris resistentiæ*.

Mais aucune de ces théories ne s'exclut, et l'on peut se demander pourquoi on ne ferait pas jouer un rôle à ces diverses circonstances. Que les cornes antérieures de la moelle soient prédisposées chez certains sujets à se laisser envahir par des lésions, cela n'empêche pas d'admettre que la lésion ancienne a pu jouer un rôle d'épine pour la lésion ultérieure, cela n'empêche pas d'admettre non plus qu'une infection microbienne est venue de nouveau atteindre ces cellules. Il est en effet difficile de ne pas admettre que la lésion ancienne ait joué un rôle. S'agit-il d'un réveil microbien ou d'un réveil de la lésion ? Quoi qu'il en soit, le fait n'en est pas moins démontré des rapports existant entre la paralysie infantile d'une part et les poliomyélites antérieures de l'autre.

CHAPITRE IV

Diagnostic. — Pronostic. — Traitement.

Le diagnostic rétrospectif de la paralysie infantile se fera par la constatation de l'infirmité persistante et par les anamnestiques.

Quant au diagnostic de la paralysie aiguë de l'adulte ou de l'atrophie musculaire progressive survenues dans la suite, il devra se faire avec les névrites périphériques et les myopathies primitives.

Névrites périphériques. — Nous rappellerons brièvement les symptômes différentiels des névrites et des poliomyélites. Dans cette dernière affection, la paralysie l'amyotrophie, les troubles dans l'excitabilité électrique des nerfs et des muscles, l'affaiblissement des réflexes tendineux, sont des phénomènes généralement proportionnels entre eux ; il n'en est pas de même dans la polynévrite.

Les secousses fibrillaires sont plus communes dans la poliomyélite antérieure que dans la névrite périphérique.

Les troubles de la sensibilité sont habituels dans la névrite, et tout à fait exceptionnels dans la poliomyélite antérieure.

Myopathies primitives. — On sait quelle importance on accorde de plus en plus aux myopathies ; beaucoup d'auteurs se sont même demandé si un grand nombre d'observations publiées et que nous avons rapportées n'ont pas trait à des faits de myopathie.

Déjerine a publié une observation dans ce sens dans la *Médecine moderne* de 1893 et nous ne pouvons mieux faire que de la donner ici.

Déjerine. *Polyomyélite aiguë infantile ancienne accompagnée d'une myopathie à type scapulo-huméral (Med. mod.*, septembre 1893, pag. 930.)

Déjerine cite l'observation d'un malade de quarante trois ans, qui, à l'âge de deux ans et demi, a eu une paralysie infantile, avec fièvre, convulsions, paralysie complète et totale dès le début, puis atrophie des muscles dépourvus de leurs centres trophiques et une déformation du squelette du pied en rapport avec la fonction des muscles supprimés. Cette paralysie infantile a laissé une athrophie des muscles des deux jambes, ceux de la région antéro-externe, plus que ceux des mollets, et plus au membre inférieur droit qu'à celui du côté gauche. Le pied droit est en varus excessif; le gauche en équin presque direct.

Il était donc simplement infirme.

Vers l'âge de trente-huit ans, est apparue une atrophie des membres supérieurs. Cette atrophie réalise le type scapulo-huméral de Landouzy et Déjerine.

L'atrophie porte sur les sus-épineux, le deltoïde, beaucoup moins sur le rhomboïde et le grand dentelé (le malade n'a pas les scapulæ alatæ) ; elle porte aussi sur les muscles du bras, qui présentent une énorme disproportion avec les avant-bras. Ce sont surtout le biceps, le triceps, le brachial antérieur qui sont diminués de volume.

A l'avant-bras, seul, le long supinateur est atteint.

Les éminences thénar et hypothénar et les espaces interosseux ne semblent nullement altérés dans leur aspect habituels.

Il n'y a rien à la face.

La sensibilité est normale.

Les réflexes patellaires sont abolis.

Il n'y a pas de contraction fibrillaire.

Déjerine ne pense pas qu'il s'agisse, dans ce cas, d'un réveil de la lésion médullaire ancienne, qui, dans sa marche ascendante, aurait atteint les cellules motrices du renflement cervical. Il affirme que l'atrophie des membres supérieurs reconnaît une autre cause qu'une lésion médullaire, qu'elle est myopathique. Voici, dit-il, sur quoi je me base.

Dans les poliomyélites, en effet, l'atrophie frappe toujours et d'abord les extrémités. Ainsi pour les membres supérieurs, toujours les mains sont les premières atteintes, puis ce sont les muscles de l'avant-bras et ensuite ceux du bras et de l'épaule. A quelque période que l'on examine des atrophies myélopathiques, ce sont toujours les extrémités, les mains, qui sont les plus altérées.....

Ici, ce n'est pas ce qui arrive et, au contraire, les muscles, des extrémités, mains, avant-bras, sont sains et normaux, tandis que ceux de la ceinture scapulo-humérale et du bras sont les seuls diminués de volume.

L'absence de contractions fibrillaires plaide en faveur d'une myopathie.

De même, l'état de la réaction électrique galvanique et

faradique des muscles. Il n'y a pas de réaction de dégénérescence.

Nous n'avons rien de particulier à dire sur le pronostic ni sur le traitement de ces poliomyélites antérieures. Il faudra seulement tenir compte de ses faits dans le pronostic de la paralysie infantile, et ne plus considérer ces malades comme de simples infirmes : ils sont susceptibles de voir leur ancienne lésion médullaire se réveiller un jour.

OBSERVATIONS

I. Formes aiguës ou subaiguës

Observation I

(Thèse Goudoin, Paris, 1870, page 16.)

Paralysie infantile à l'âge de dix-sept mois. — Pied bot talus. A seize ans, atrophie musculaire de la jambe et de la cuisse consécutive à une paralysie spinale aiguë.

Le nommé Charles M..., âgé de seize ans, de constitution un peu délicate, membres un peu grêles, tousse habituellement.

Pas d'helminthiase.

La dentition a été accompagnée de troubles intestinaux.

Père bien portant. Pas de syphilis. Mère forte et robuste.

Frères délicats mais bien portants, n'ont jamais eu de convulsions.

A l'âge de dix-sept mois, alors qu'il marchait seul, Charles M..., fut pris de fièvre très vive mais qui ne dura que vingt-quatre heures, sans convulsions ni contractures, avec perte de connaissance.

La fièvre passée et la connaissance revenue, l'enfant ne pouvait soulever la tête ni remuer les membres tant il était faible, au dire de la mère.

Au bout de quelques semaines, il put remuer la tête et soulever un peu les membres inférieurs ; on lui fit des frictions avec de la teinture d'iode sur la colonne vertébrale, avec de l'eau de-vie sur les membres inférieurs.

Des vésicatoires furent appliqués à la région lombaire, on lui donna aussi de la teinture de noix vomique, mais il en prit peu.

Trois mois après le début des accidents, le membre inférieur droit récupérait ses fonctions, mais le gauche restait paralysé, avait diminué de volume, et cette atrophie alla en augmentant. Un an et demi après, on s'adressa à un médecin qui constata, dit la mère, l'existence d'un pied bot talus. Malgré un appareil, l'enfant continua à éprouver une grande gêne dans la marche, il traînait la jambe gauche.

Il y avait là un état permanent, une infirmité contre laquelle on ne faisait plus rien, lorsque l'enfant fut pris dans sa seizième année, après une longue course par une pluie torrentielle, d'une forte courbature avec fièvre intense, douleurs vagues et fourmillements dans tous les membres. Il garda le lit pendant quatre jours seulement, mais quand il voulut marcher, la jambe droite était lourde, traînante, impotente.

Le quinzième jour après la cessation de la fièvre, il s'aperçut que son pied droit se renversait en dehors.

Bientôt ces phénomènes avaient diminué, mais au bout de quatre mois, il remarqua qu'il ne pouvait fléchir la jambe sur la cuisse qui avait diminué de volume dans la partie postérieure.

Depuis cette époque (1878) jusqu'à ce jour, juin 1870, le mal ne semble pas s'être beaucoup aggravé.

On constate :

1° A droite. Atrophie très manifeste du jambier antérieur, des gastrocnémiens et des péroniers latéraux; pied de polichinelle.

Le jambier antérieur ne répond pas à l'excitation faradique, les autres muscles sont excitables partiellement.

Les phénomènes réflexes sont diminués.

La sensibilité est intacte.

Dans la cuisse, les muscles adducteurs ont perdu de leur volume mais ils se contractent assez pour mouvoir le membre; on y observe quelques secousses fibrillaires spontanées et provoquées.

Refroidissement assez marqué au niveau du mollet et du genou.

Pas de lésions trophiques, os bien développés.

Pas de troubles de la défécation ni de la miction.

Dans le membre supérieur, les éminences thénar et hypothénar paraissent amaigries et moins saillantes que normalement.

Electrisation deux fois par semaine.

A gauche. — Le membre inférieur est plus grêle et plus court que le droit; les os paraissent moins épais, il existe un pied bot talus.

Les extenseurs de la cuisse sur le bassin, le gastrocnémien, les péroniers latéraux sont atrophiés, mais le paraissent moins que ceux du côté droit, probablement à cause d'une accumulation de graisse dans les gaines musculaires. Cependant toutes ces fibres ne sont pas dégénérées, car dans certains muscles de la cuisse on constate quelques contractions, mais bien affaiblies, sous l'influence des courants électriques.

Aucune modification de la sensibilité. Le membre est plus froid que normalement. Pas de contractures, pas de secousses fibrillaires. Le membre supérieur gauche est bien développé.

Observation II

(Observation I du mémoire de MM. Ballet et Dutil.)

Le nommé F..., employé de bureau, âgé de trente quatre ans, s'est présenté à la consultation externe de M. le professeur Charcot, le 1er août 1883.

Antécédents héréditaires. — Père mort d'accident. Mère bien portante. Cet homme a quatre enfants, dont l'aîné est âgé de neuf ans et le plus jeune de cinq mois. Ils sont tous en parfaite santé.

Antécédents personnels. — Ni manifestation de scrofule, ni fièvres éruptives; pas d'intoxication (saturnine ou autre). Pas de blennorragie. Pas de syphilis. En somme, jusqu'à l'âge de vingt-deux ans, le malade n'a eu à se plaindre d'autre chose que d'une faiblesse assez marquée des membres inférieurs. Cette faiblesse des jambes remontait aux premières années de l'enfance, à une époque assez rapprochée de la naissance pour que le malade n'ait gardé aucun souvenir des phénomènes qui ont marqué l'apparition de cette parésie. Il nous dit seulement que, étant en nourrice, il aurait été très mal soigné, à tel point que des poursuites judiciaires ont été dirigées contre la nourrice chargée de lui donner des soins.

La faiblesse des membres inférieurs devait être en réalité moins considérable que le malade ne le dit, puisqu'il pouvait faire des courses assez longues. C'est ainsi qu'il a figuré parmi les combattants durant le siège et la Commune. Mais il avait remarqué « qu'il ne faisait qu'un pas tandis que ses camarades en faisaient trois». Il buttait avec une grande facilité. Un caillou, un petit soliveau suffisaient pour provoquer la chute. De là de très grandes appréhensions lorsqu'il s'agissait de franchir le plus léger obstacle, une rigole par exemple. Lorsque le malade était tombé, c'est à grand peine qu'il se relevait. Il nous décrit le procédé qu'il employait pour se remettre sur les jambes, et sa description nous rappelle la manière dont se relèvent les malades atteints de paralysie pseudo-hypertrophique. Lorsqu'il était assis sur une chaise, il était obligé, pour se lever, de s'arcbouter sur les mains.

Les membres inférieurs du malade ont toujours été très grêles; celui-ci nous raconte qu'il était l'objet de plaisanteries de la part de ses camarades, qui le taquinaient sur la gracilité de ses cuisses. En outre, ses jambes ont toujours eu de la tendance à se refroidir et la peau des genoux était souvent bleuâtre, cyanosée.

En 1871, le malade avait alors vingt-deux ans et était prisonnier à Versailles à la suite des affaires de la Commune — il s'aperçut un matin qu'il lui était impossible de se lever de son lit. Il resta dans cet état pendant toute une journée. Déjà, l'hiver précédent, il était arrivé à F... en sortant de son bureau d'éprouver tout à coup une grande difficulté à se tenir debout. Depuis cette époque jusqu'à l'âge de vingt-cinq ans, tous les hivers la faiblesse des jambes s'accentuait au point de rendre la marche excessivement difficile. Le malade était obligé alors pour progresser de s'appuyer sur une chaise qu'il poussait devant lui. Quand arrivait le printemps, les forces revenaient en partie dans les membres inférieurs.

A l'âge de vingt-cinq ans, un matin, le malade fut pris tout à coup en se levant d'une paralysie complète des membres inférieurs. Il tomba à terre, et depuis cette époque (avril 1875) il n'a plus marché.

Il y a trois ou quatre ans, F... remarqua que ses membres supérieurs, qui jusque-là étaient restés vigoureux, commençaient à faiblir ; il ne tarda pas à s'apercevoir que certains muscles maigrissaient.

Depuis cette époque, l'atrophie et l'affaiblissement sont allés progressant sans autre épisode saillant.

Etat actuel (2 août 1883). — Les deux membres inférieurs sont très amaigris et également des deux côtés.

Mollets, plus grande circonférence 37 centimètres. Cuisses, partie moyenne, 37 centimètres.

Lorsqu'on examine les divers groupes musculaires, on voit que l'atrophie porte sur les trois segments des membres inférieurs ; toutefois elle est beaucoup plus prononcée aux cuisses qu'aux jambes. Les muscles des cuisses ont à peu près tous disparu.

Les muscles fessiers paraissent aussi un peu atrophiés ; mais leur examen n'a pu être fait que d'une façon sommaire, le malade ne pouvant se tenir debout.

Les réflexes rotuliens sont complètement abolis.

L'impotence fonctionnelle est très marquée ; le malade, nous venons de le dire, ne peut se tenir debout ; assis sur une chaise, il ne peut se lever.

Membres supérieurs. — Tous les mouvements des membres

supérieurs sont encore possibles quoique très faibles. Aux mains, les éminences thénar sont particulièrement atrophiées ; de même les muscles de la face antérieure des avant-bras.

Le biceps, surtout à gauche, est très petit. Le deltoïde ne paraît pas touché.

Le malade écrit encore très bien, mais il éprouve à mouvoir ses doigts une difficulté, une sorte de lourdeur qui l'empêche de continuer longtemps son travail d'écriture.

Lorsqu'on examine les muscles du thorax, les pectoraux en particulier, on les voit animés de petits mouvements fibrillaires. Le malade a souvent vu des mouvements analogues se produire le long des jambes et des cuisses. Les muscles de la tête et du cou, la langue, le voile du palais sont indemnes.

Les sphincters sont intacts. La sensibilité est normale sous toutes ses formes. La peau ne présente aucune dystrophie, elle est seulement froide et cyanosée aux jambes ; et le malade éprouve une sensation de froid dans les membres inférieurs.

Examen électrique des muscles (d'après une note de M. Vigouroux). — *a)* Membres inférieurs. — Cuisse : l'excitation faradique du nerf crural au pli de l'aine détermine une contraction musculaire à peine sensible, mais plus évidente à gauche qu'à droite. L'excitation directe des muscles ne donne aucun résultat ; mais par la diffusion du courant, il se produit une contraction du jumeau interne à la jambe.

Jambe : bien que les mouvements volontaires du muscle tibial antérieur soient en partie possibles, l'excitation faradique ne le fait pas contracter, mais celle-ci se diffuse et agit sur les péroniers latéraux. Les jumeaux sont très peu excitables. La contractilité électrique des péroniers est au contraire nettement exagérée.

b) Membres supérieurs. — La contractilité est diminuée dans les muscles atrophiés, mais elle paraît l'être en raison directe de l'atrophie ; il n'y a pas de réaction de dégénérescence

En un mot, il y a perte de la contractilité électrique dans les muscles qui ont été atrophiés consécutivement à la myélite infantile, et conservation relative dans ceux dont l'atrophie s'est produite à l'âge adulte.

Observation III

Observation II du mémoire de MM. Ballet et Dutil.

La nommée Sophie C... est âgée de dix huit ans.

Antécédents héréditaires. — Ses grands parents sont morts dans une vieillesse avancée. Son père a succombé aux suites d'un accident. Sa mère aurait eu vers l'âge de trente et un ans des crises nerveuses s'accompagnant de perte de connaissance. Une tante du côté paternel est aliénée. Frère âgé de seize ans qui jouit d'une bonne santé.

Antécédents personnels. — A l'âge de trois ans, nous dit la mère, C... fut prise tout à coup sans cause appréciable de malaise avec agitation fébrile. Cet état dura une quinzaine de jours et laissa après lui une paralysie complète. Cette paralysie des deux membres inférieurs s'améliora rapidement. La jambe droite récupéra en peu de jours l'intégrité à peu près absolue de ses mouvements ; mais la jambe gauche resta très affaiblie ; le pied tournait à chaque pas, et l'on dut pour faciliter la marche, appliquer un appareil contentif. Cette jambe a toujours été, depuis cette époque, plus maigre et un peu plus courte que la droite.

L'année suivante, la malade eut la rougeole. Cette fièvre éruptive évolua normalement, sans modifier d'une façon notable la motilité des membres inférieurs. Les membres supérieurs étaient intacts. C... portait toujours un appareil orthopédique à la jambe gauche, et, en s'aidant d'une canne, elle pouvait faire sans fatigue de longues promenades, allait, venait, vivait en un mot de la vie commune.

Vers l'âge de onze ou douze ans de nouveaux phénomènes apparurent dans les membres supérieurs Elle remarqua qu'elle perdait toute son habileté aux ouvrages manuels (tricot, broderie) ; elle se sentait devenir maladroite de ses mains. Il y avait déjà quelque temps que les mains allaient s'affaiblissant, lorsqu'elle s'aperçut que celles ci maigrissaient, principalement, dit elle, à la base des pouces (éminence thénar). La faiblesse des mains s'accentua progressivement ; l'atrophie devint bientôt manifeste aux avant-bras et en quelques mois C... devint incapable de coudre, de tricoter, de se livrer à n'importe quel travail manuel. Pendant l'évolution de cette atrophie des mains et des avant-bras, il n'y eut jamais ni fourmillements ni élancements douloureux, aucun trouble de la sensibilité. Depuis lors, cette atrophie, au dire de la malade, est restée telle quelle, sans aggravation ni amélioration aucune, toujours cantonnée aux mains et aux avant-bras, qu'elle n'a pas dépassés.

A quatorze ans, nouvel accident, mais du côté des membres inférieurs cette fois. La malade fut prise de fièvre, de mal de gorge et d'épistaxis. Ces symptômes qu'elle qualifie de grippe (?), persistèrent quatre ou cinq jours. Pendant la durée même de cet état fébrile, les jambes devinrent très faibles, et quand C... se releva, elle trouva que la station debout lui devenait rapidement difficile ; aussi, au lieu de pouvoir sortir et marcher seule comme auparavant, elle n'était plus capable que de se promener dans sa chambre en s'appuyant aux meubles ou au bras d'un aide. Il n'y a jamais eu ni fourmillements, ni douleurs dans les membres inférieurs non plus que dans les membres supérieurs.

Au mois de septembre 1881, la malade se présenta à la consultation externe de la Salpêtrière. M. Charcot conseilla l'électrisation par les courants induits. Ce traitement fut bientôt abandonné.

Depuis cette époque, la paralysie des membres inférieurs s'est accrue progressivement. En outre, la malade a remarqué que sa jambe droite et ses cuisses avaient beaucoup perdu de leur volume. Enfin, la paraplégie est telle que depuis sept mois la station debout est impossible, et que C... vit assise sur une chaise ou couchée dans son lit.

Etat actuel. — Tête. L'expression de la physionomie est normale ; il n'y a aucune déviation des traits. Les mouvements des yeux et des paupières s'exécutent bien.

La langue a son volume habituel ; elle est libre de tous ses mouvements. Rien au voile du palais. La déglutition se fait sans aucune gêne.

Pas de trouble de la vision ni de l'audition. En somme, le domaine des nerfs crâniens est resté intact.

Le cou possède un volume normal; les mouvements de la tête s'exécutent avec la plus grande facilité et sans fatigue.

Membres supérieurs. — L'atrophie des mains et des avant-bras frappe au premier abord. Elle est très prononcée et absolument symétrique des deux côtés. Les espaces intermétacarpiens sur la face dorsale des mains sont creux. La face palmaire est aplanie. les éminences thénar et hypothénar ayant disparu; aussi le pouce est-il situé sur le même plan que les quatre derniers doigts (main de singe). Aux avant-bras, les masses musculaires n'existent plus; par la palpation on sent que la peau repose immédiatement sur le squelette.

Quant aux bras, ils offrent un volume normal. Le relief du biceps est facile à sentir, sa consistance est assez ferme. L'épaule est bien arrondie et les muscles avoisinants ne sont nullement atrophiés.

Si l'on examine comparativement les mains et les avant-bras d'une part, on s'aperçoit vite de la disproportion qui existe entre la longueur de ces divers segments. C'est qu'il n'y a pas seulement contraste dans le volume, par le fait de l'atrophie musculaire; il y a aussi contraste dans la longueur, ce qui est l'effet d'un arrêt de développement du squelette de l'avant-bras et de la main.

Tous les mouvements provoqués se font sans aucune difficulté. Tous les mouvements volontaires des doigts et du poignet sont complètement abolis sans exception.

L'avant-bras et la main de la malade reposant sur le plan d'une table, il lui est impossible d'écarter ou de rapprocher les doigts, de fléchir ni d'étendre le poignet. De même aussi, la pronation est tout à fait impossible; la malade peut encore exécuter le mouvement de supination, mais c'est à l'intégrité du biceps qu'elle en est redevable.

Quant aux mouvements de flexion et d'extension de l'avant-bras, d'élévation, d'abaissement, d'adduction ou d'abduction du bras, ils sont parfaitement conservés, et, lorsqu'on s'oppose à leur exécution, il faut déployer une résistance énergique pour les empêcher.

Il va sans dire que la percussion des tendons de la face antérieure de l'avant-bras ne provoque aucun réflexe.

Le réflexe à la percussion du tendon du triceps existe, mais il est très faible.

Thorax. — Tous les muscles du thorax paraissent indemnes. Les gouttières vertébrales ne sont pas trop accentuées ; il n'existe aucune inflexion anormale de la colonne vertébrale.

Les muscles des parois abdominales se tendent énergiquement pendant l'effort.

Tous les mouvements du tronc sont conservés.

Membres inférieurs. — Il existe une atrophie considérable dans toute l'étendue des membres inférieurs, le mollet droit est un peu moins amaigri que le gauche. Les cuisses sont symétriquement émaciées. Le pied gauche est en varus-équin. La malade étant assise, les jambes et les pieds pendants au-dessus du sol, il lui est absolument impossible de relever l'un ou l'autre pied, d'étendre ou de fléchir les jambes.

L'élévation de la cuisse est encore possible ; mais elle est peu énergique, et, si l'on ordonne à la malade de garder cette position elle se fatigue vite, et, en dépit de ses efforts, le membre inférieur retombe presque aussitôt.

L'abduction et l'adduction de la cuisse sont également conservés

Il ne paraît pas y avoir d'atrophie des muscles fessiers. Les réflexes rotuliens sont complètement abolis des deux côtés. Les sphincters sont intacts.

Aucun trouble de la sensibilité.

Observation IV

(Thèse de Sauze, Paris, 1884, p. 46.)

Paralysie infantile à onze mois. — A vingt ans, hémiplégie droite ; rétablissement complet des fonctions. — Au bout de dix-huit mois, atrophie à marche progressive.

G..., Moïse, professeur, âgé de trente-huit ans, entre le 30 avril 1879 à l'hôpital de la Pitié, dans le service du Dr Dumontpallier.

Il nous apprend qu'à l'âge de onze mois, il fut atteint de convulsions localisées dans les membres du côté droit et accompagnées de fièvre; et quelques heures après, on s'aperçut que l'enfant avait perdu l'usage de la jambe et du bras droits. Pendant environ six mois il resta au repos, et au bout de ce temps il recouvra le mouvement et se mit à marcher. Il ne lui resta de cette paralysie infantile aucune infirmité ni aucune déformation. Cependant ajoutons que chez ce sujet il y eut toujours une prédominance de force du côté gauche sur le côté droit; malgré cela il écrivait de la main droite.

Il eut à l'âge de huit ans une pleurésie, et une fièvre typhoïde à seize ans.

A vingt ans, il fut pris, sans cause connue, d'une fièvre intense qui avait duré quarante-huit heures, accompagnée de perte de connaissance et de délire. La fièvre passée, le malade fut paralysé de tout le côté droit, sans qu'il puisse dire si la paralysie a été d'abord plus étendue. Il garda le lit pendant plusieurs mois et fut traité par l'électricité. Ses forces revenaient graduellement, le malade pouvait écrire et marcher quoique en trainant un peu, quand, dix-huit mois après le début des accidents, la faiblesse augmenta rapidement dans les membres paralysés, qui s'atrophièrent.

L'intelligence et la sensibilité étaient restées intactes. L'atrophie, au dire du malade, qui est intelligent et instruit, a débuté manifestement par les muscles du pouce droit et a envahi successivement les muscles de l'avant-bras et du bras. Depuis cette époque, il y ressent par instant des secousses assez étendues mais non douloureuses.

Les muscles de la jambe, de la cuisse et ceux du tronc ont été atteints ensuite, mais seulement du côté droit, siège primitif de la lésion. Le côté gauche est absolument intact, en sorte que le malade a pu conserver sa profession, car il écrit très bien de la main gauche.

Depuis sept à huit ans, il a la colonne vertébrale incurvée du côté gauche, en raison de l'atrophie des masses sacro-lombaires droites.

Au moment de son entrée à l'hôpital, on constate l'atrophie considérable des muscles du côté droit, l'intégrité du côté gauche, la persistance de la sensibilité partout et l'absence de troubles trophiques. Enfin, le malade présente les traces d'une syphilis récente et des symptômes d'une affection mitrale d'origine rhumatismale. De plus, il est manifestement alcoolique. Mais ces diverses maladies sont de beaucoup postérieures au début de l'affection spinale et n'ont pu, par suite, avoir aucune influence sur sa production.

Observation V

Observation V de la thèse de Sterne. Service de M. le professeur Spillmann.

Paralysie infantile à dix-huit mois; à vingt-quatre ans, paralysie spinale aiguë (muscles des mains), *depuis trois mois les deux avant-bras se prennent et actuellement l'affection est stationnaire.*

X..., vingt-cinq ans, comptable.

Antécédents héréditaires. — Père mort d'affection pulmonaire, sa mère vit encore, il a une sœur bien portante.

Antécédents personnels. — A l'âge de dix-huit mois, alors qu'il commençait à marcher, il sentit une douleur brusque dans le pied d'abord, dans le genou ensuite, puis le membre inférieur se rétracta, on lui mit un appareil qu'il garda trois mois, puis il marcha avec des crosses pendant plus d'un an, avec une canne pendant trois ans, maintenant il marche sans appui. Depuis le début, il avait un pied bot équin.

Il alla à l'école jusqu'à dix-sept ans, entra dans une maison de commerce jusqu'en février 1880 sans rien ressentir. A ce moment, il partit en Amérique où il mena une vie assez active, eut une fièvre typhoïde en mars 1889.

Au mois de juin 1890, un matin, en se réveillant, il s'aperçut qu'il ne pouvait plus fermer les mains; il ressentit, pendant trois ou quatre jours des fourmillements, et il ne pouvait plus écrire. Il n'y a que deux ou trois mois que les avant-bras se sont pris. Actuellement, les lésions sont moins marquées à gauche.

État actuel. — Constitution moyenne; tempérament mixte.

Toutes les fonctions s'accomplissent normalement.

Le membre inférieur droit semble raccourci de 14 centimètres à cause d'une luxation du fémur, dont on trouve la tête dans la fosse iliaque. La mensuration montre que les deux fémurs et deux tibias sont de la même longueur. Le pied droit est équin avec légère rotation en dehors.

Les muscles de la jambe et de la cuisse droite sont atrophiés.

Circonférence au 1/3 supérieur, jambe droite : 34 centimètres.

—	—	jambe gauche : 30 centimètres.
—	1/3 inférieur, cuisse	droite : 37 centimètres.
—	—	cuisse gauche : 45 centimètres.

Ensellure lombaire très marquée avec atrophie des muscles fessiers.

Main droite. — Atrophie considérable des muscles de la région thénar et hypothénar. Le pouce et le petit doigt sont en demi-flexion et ne peuvent exécuter aucun mouvement. Le malade ne peut fermer la main qu'à moitié et ne peut étendre complètement que l'index, le médius et l'annulaire. Les interosseux sont atrophiés. L'avant bras est diminué de volume. Les mouvements d'extension et de flexion du poignet se font. les mouvéments latéraux sont impossibles.

Main gauche. — Atrophie des régions thénar et hypothénar, moins prononcée qu'à droite.

Le malade peut étendre complètement la main, les doigts étant écartés, mais s'il veut alors les rapprocher, il se produit de la demi-flexion.

Les mouvements d'opposition du pouce ne se font pas, l'abduction est possible.

L'avant-bras est aussi atrophié, mais moins qu'à droite.

Circonférence de la main au niveau de l'articulation métacarpo-phalangienne.

Droite. . . . . 22 centimètres.
Gauche. . . . . 23 centimètres.

Circonférence du bras :

A quatre travers de doigt au-dessus de l'articulation radio-carpienne.

Droite . . . . 17 centimètres.
Gauche . . . . 18 centimètres.

Aucun trouble de la sensibilité.

La contractilité électrique est conservée dans l'index, le médius, l'annulaire de la main droite, abolie au pouce et au petit doigt; à gauche, elle est conservée partout.

Pas de troubles trophiques, pas de douleurs.

Observation VI

(Landouzy et Déjerine, *Revue de médecine*, 1882).

Paralysie et atrophie extrêmement prononcées et généralisées à tous les muscles du corps, ceux de la face exceptés. Marche rapide de la paralysie et de l'atrophie. Déformation ancienne de la jambe gauche, dépendant d'une paralysie infantile. Abolition des réflexes tendineux dans tous les muscles malades. Réaction dégénérative. Exagération marquée de la contractilité idio-musculaire. Intégrité de la sensibilité générale et spéciale, ainsi que des réflexes cutanés. Intégrité de la peau et des sphincters. Durée de la maladie : dix mois. Guérison complète de la paralysie et de l'atrophie. Persistance de l'abolition du réflexe patellaire. Mort par tuberculose miliaire. Autopsie : lésion ancienne de paralysie infantile dans le renflement lombaire gauche. Altérations légères et de date probablement récente de la substance grise antérieure dans le reste de la moelle. Intégrité des racines antérieures et postérieures et des nerfs intra-musculaires.

Multiplication des noyaux des faisceaux musculaires primitifs, avec pigmentation de leur protoplasma.

Le nommé P..., âgé de cinquante-cinq ans, exerçant la profession de menuisier, entre à l'hôpital de la Charité fin juillet 1881, service de M. le professeur Hardy, suppléé par M. Landouzy, salle Saint-Charles, numéro 9.

Antécédents héréditaires. — Mère morte à quatre-vingt-cinq ans, père mort à soixante-six ans des suites d'un accident. Le malade avait quatre frères et sœurs : deux sont morts, l'un de tuberculose pulmonaire. Il est né à Verdun et a habité cette ville jusqu'à l'âge de dix-sept ans, époque à laquelle il vint à Paris exercer sa profession. Aucune maladie dans l'enfance; pas de gourme, pas de maux d'yeux, pas de ganglions, pas de fièvres éruptives.

Dans l'âge adulte, nous ne trouvons rien de particulier à noter jusqu'à l'an dernier. Le malade n'est pas syphilitique, n'a jamais eu de blennorragie, ne présente aucun signe quelconque d'intoxication alcoolique; c'est un homme très sobre, qui n'a jamais fait aucune espèce d'excès, n'a jamais eu d'accidents rhumatismaux d'aucune sorte, n'a jamais été exposé à l'intoxication saturnine, s'est marié deux fois, n'a pas eu d'enfant de son premier mariage. Deux enfants de son second mariage sont bien portants, l'aîné a deux ans et demi. L'an dernier (c'est la première fois, dit-il, qu'il a été malade), il eut une fistule laryngée, conséquence probable d'une laryngite nécrosique. Le malade exerce une profession assez pénible : il est menuisier en chambre et travaille en moyenne de dix à douze heures par jour. Depuis son second mariage, il a été obligé de s'imposer des privations, pour nourrir sa famille et de restreindre un peu sa nourriture.

Au mois d'avril de cette année, sans cause appréciable, il fut pris d'une bronchite qui dura une quinzaine de jours, cette bronchite fut peu intense, ne s'accompagna d'aucun retentissement sur l'état général, la toux était modérée et n'empêchait pas le sommeil.

Au sortir de cette bronchite, il eut, dit-il, pendant une dizaine de jours, de la fièvre. Nous sommes loin d'être fixé sur la nature et sur l'intensité de cette fièvre que signala le malade, car elle ne l'empêcha pas de travailler. Il ne ressentit pendant la durée de ce mouvement fébrile qu'une faiblesse générale, très légère du reste. Une fois la fièvre passée, il remarqua qu'il devenait faible de tout le corps. Cette faiblesse augmenta d'une façon progressive. La marche devient plus difficile, et le 10 avril au soir, il fut obligé de s'aliter, tant sa faiblesse était grande. Il remarqua parfaitement que pendant son séjour au lit, la faiblesse augmenta de jour en jour. Ne pouvant se soigner chez lui, il entra à l'Hôtel-Dieu, le 13 mai, service de M. Landouzy (annexe).

Jamais, soit pendant le début de son affection, soit pendant la suite, comme nous le verrons, le malade n'a ressenti de phénomènes douloureux d'aucune sorte, soit dans les membres, soit ailleurs.

État actuel. 10 mai. — Malade d'une constitution fatiguée, facies légèrement cachectique, blême, chairs molles, voix éteinte, dans le décubitus horizontal en résolution complète, attitude qui, jointe à son facies, caractérise encore plus sa cachexie.

Impuissance motrice complète; les seuls mouvements que le malade puisse exécuter sont des mouvements très faibles des membres inférieurs; les membres supérieurs sont complètement paralysés. On est obligé de faire manger le malade.

Il peut se mettre sur son séant, et lorsqu'on le place dans cette attitude, il retombe; aussi, pendant qu'on le fait manger, est-on obligé de le mettre dans le décubitus latéral.

Atrophie musculaire très prononcée; macilence musculaire générale, chairs flasques, pas trace de contracture; l'atrophie est répartie également sur tous les membres, aussi n'observe-t-on aucune déformation, aucune déviation, aucune attitude vicieuse, l'atrophie étant la même partout, aucun muscle n'étant plus frappé qu'un autre, et les muscles du tronc aussi atrophiés que ceux des membres; quant au début de l'atrophie, il est impossible à préciser d'une façon exacte, le malade ne s'étant pas suffisamment observé à cet égard. L'impuissance musculaire est telle dans les membres que la flexion et l'extension des bras sont impossibles.

La seule chose que puisse faire le malade, c'est exécuter quelques mouvements dans les doigts, et éloigner ou rapprocher les bras du tronc par une sorte de reptation.

Quant aux membres inférieurs, le malade les remue à peine et avec difficulté dans le lit, et il ne peut pas élever les jambes au-dessus de ce dernier. Aux membres inférieurs cependant, les mouvements sont un peu plus amples qu'aux membres supérieurs. Impossibilité absolue de résister à la flexion ou à l'extension lorsqu'on veut la produire sur les différents segments des membres supérieurs ou inférieurs.

En résumé, la paralysie musculaire est généralisée, et les quelques mouvements que peut exécuter le malade sont des mouvements des doigts et des orteils, absolument sans force du reste.

Sensibilité absolument intacte dans ses différents modes.

Intégrité complète des sphincters.

Peau : aucun trouble trophique quelconque du côté de la peau, des poils, des ongles.

Aucune espèce de trouble dans le domaine des nerfs craniens, intelligence intacte ; le malade est cependant un peu frappé de son état, et sa mémoire a peut-être un peu fléchi.

Abolition des réflexes tendineux. Pas trace de fièvre.

Cette paralysie complète et généralisée dure environ un mois, époque à laquelle le malade commence à exécuter quelques légers mouvements encore bien faibles. M. Landouzy fait passer le malade à la Charité, service de M. le professeur Hardy.

Etat actuel, juillet, lors de l'entrée. — Homme de constitution plutôt chétive, teint pâle, aspect cachectique.

Atrophie sous-cutanée généralisée extrêmement prononcée, le malade a un aspect squelettique; cette atrophie est distribuée d'une façon régulière sur tous les muscles du corps, à l'exception de ceux de la face. L'atrophie est telle que la peau parait littéralement collée aux os. Les membres sont dans l'attitude normale, pas de déformation.

La force musculaire est extrêmement diminuée, plus certainement que l'atrophie musculaire ne le ferait supposer de prime abord ; celle-ci, comme nous venons de le dire, est très accentuée, certainement autant que celle d'un voisin de lit atteint d'atrophie musculaire progressive héréditaire. Or ce dernier malade peut exécuter tous les mouvements possibles, ce n'est point un paralytique, c'est un atrophique simple ; le nôtre, au contraire, atrophique et paralytique à la fois, ne peut exécuter que de petits mouvements sans aucune espèce de force et sans étendue.

Membres supérieurs. L'atrophie est partout la même, elle envahit tous les muscles de l'épaule, du bras, de l'avant-bras et de la main. Elle est absolument symétrique des deux côtés. Les mouvements que le malade peut exécuter avec les membres supérieurs sont très faibles, très peu étendus ; il ne peut mettre la main sur la tête. L'abduction et l'adduction du bras sont possibles, mais dans une faible limite et sans force aucune. Le malade peut serrer un objet, mais la force déployée dans ce mouvement est très minime, presque nulle. Les muscles de la main peuvent fonctionner, mais leur force est aussi affaiblie que dans les autres muscles. L'atrophie des muscles de l'épaule rend très prononcés les creux sus et sous-épineux, et l'omoplate fait saillie en dehors de chaque côté par l'atrophie du grand dentelé.

L'atrophie des muscles de l'avant-bras laisse l'espace interosseux à découvert. Le thénar, l'hypothénar et les interosseux sont extrêmement atrophiés.

Membres inférieurs : Comme dans les muscles précédents ; l'atrophie est très marquée et symétrique, l'attitude des membres normale, sans aucune espèce de déformation. Les fessiers, extrêmement diminués de volume, sont réduits à l'état d'une couche très mince, dessinant la fosse iliaque externe et rendant très facile l'exploration de l'échancrure sciatique. Les muscles de la région antérieure et postérieure de la cuisse, droit antérieur, vaste interne, biceps, demi-tendineux, demi-membraneux, ainsi que les adducteurs, le droit interne et le couturier, sont réduits à l'état de minces languettes musculaires, au travers desquelles la forme du fémur se distingue dans toute sa longueur avec une grande netteté. A la jambe, même état des muscles : le tibia et le péroné sont saillants et accessibles dans toute leur longueur, et l'on peut palper l'espace interosseux, par suite de l'atrophie des muscles de la région antérieure, postérieure, ainsi que des péroniers. Les muscles du pied sont notablement atrophiés, le creux plantaire notablement plus apparent qu'à l'état normal ; le pédieux est pris également, et, somme toute, les muscles du pied sont aussi atrophiés que les muscles homologues de la main.

La mobilité des membres inférieurs est encore presque nulle ; cependant le malade accuse une légère amélioration, comme dans les membres supérieurs du reste. La marche, la station debout, sont absolument impossibles, l'élévation de la jambe au-dessus du lit, le malade étant dans le décubitus dorsal, est également impossible. Quelques mouvements de reptation sont possibles de la jambe sur le drap du lit, et quelques légers mouvements des orteils. Ces mouvements, si légers qu'ils soient aujourd'hui, étaient impossibles il y a un mois.

Cyanose et refroidissement des membres inférieurs, dès qu'ils sont au contact de l'air depuis un certain temps.

Muscles du thorax. — Même atrophie que les muscles précédents. Le grand pectoral est très atrophié, les intercostaux le sont probablement aussi, toutefois, il est difficile, pour des raisons anatomiques qu'il est facile de comprendre, d'affirmer qu'ils soient très altérés ; le malade en effet n'accuse pas de dyspnée, et il n'a pas de déformation bien nette de la cage thoracique, pas d'aplatissement de la poitrine dans sa partie antérieure ni sur ses faces latérales.

Quant au diaphragme, il est absolument impossible par les mêmes raisons de juger de son volume ; ses fonctions paraissent normales, car à chaque inspiration, la base de la poitrine s'élargit et remonte, en même temps que l'épigastre fait saillie, comme à l'état physiologique.

Muscles du dos. — Même atrophie que dans les muscles précédents, sans déformation quelconque de la colonne vertébrale, gouttières vertébrales beaucoup plus prononcées qu'à l'état normal, le malade ne peut relever son tronc lorsqu'on lui fléchit le corps en avant.

Muscles de l'abdomen. — L'atrophie de ces muscles est difficile à apprécier, ce qu'on comprend facilement ; ils sont cependant extrêmement affaiblis ainsi que le psoas iliaque, car il est absolument impossible au malade de s'asseoir lorsqu'il est couché.

Les muscles qui meuvent la tête (sterno-cléido-mastoïdien, grand et petit complexus, etc.) ne paraissent pas altérés, et en tout cas ne sont nullement paralysés, car le malade peut remuer sa tête dans tous les sens sans fatigue aucune.

Muscles de la face. — Absolument normaux, expression de la physionomie normale, pas trace de déviation ou de paralysie dans les muscles innervés par le facial.

Les muscles innervés par le maxillaire inférieur ont leur volume et leur fonctionnement normal.

Langue. — Volume normal, les différents mouvements s'exécutent comme à l'état physiologique.

Voile du palais. — Pas de déviation de la luette, ogive palatine physiologique, mouvements normaux, pas trace de paralysie. Il en est de même des muscles constricteurs du pharynx, qui sont absolument indemnes, la déglutition s'effectue d'une façon physiologique.

Rien de particulier dans les muscles sus- et sous-hyoïdiens, pas de paralysie, pas d'atrophie apparente. Les muscles du larynx ne présentent rien de particulier, voix normale. Sur la face latérale droite du cartilage thyroïde existent plusieurs cicatrices cutanées, adhérentes au cartilage sous-jacent ; vestiges de l'altération laryngée éprouvée par le malade l'année dernière. Rien de particulier du côté des muscles des yeux, pas de strabisme.

Réflexes tendineux. — Totalement abolis dans tous les muscles atrophiés. On ne peut déceler la moindre contraction dans les muscles malades par la percussion de leur tendon, aussi bien dans les muscles des membres inférieurs que dans les muscles des membres supérieurs.

Contraction idio-musculaire. — Notablement exagérée, la percussion des muscles malades détermine, au niveau de l'endroit percuté, des nœuds de vibration très prononcée, dont l'apparition est précédée d'une contraction siégeant dans toute la longueur du faisceau musculaire percuté. Ce phénomène est extrêmement marqué dans tous les muscles malades.

Palpitations musculaires. — Très manifestes, soit à l'état de repos, soit après qu'on a fatigué les muscles. Dans ce dernier cas, ce n'est plus à du tremblement fibrillaire que l'on a affaire, mais bien à de véritables contractions fasciculaires des muscles.

Sphincters. — Parfaitement normaux, état qui a persisté pendant toute la durée de la maladie. Pas de rétention ni d'incontinence d'urine ; pas même de paresse vésicale, rien du côté du rectum, pas de constipation.

Sensibilité. — Au contact, parfaitement normale; au contact avec pression également ; au chatouillement également. La sensibilité à la douleur est parfaitement normale : le malade perçoit comme à l'état physiologique la moindre excitation douloureuse ; il n'y a pas de retard dant la perception et le malade, les yeux fermés, rapporte exactement l'excitation à l'endroit de la peau où elle a été produite. La sensibilité à la température est également normale. En résumé, l'état de la sensibilité cutanée chez ce malade est absolument normal, aussi bien sur la peau qui recouvre les muscles malades que sur celle qui recouvre les muscles sains, comme ceux de la face par exemple. Et cependant le malade accuse certains troubles de la sensibilité tactile, dans l'extrémité des doigts seulement. A l'examen objectif, cette sensibilité est parfaitement normale, et pourtant le malade prétend n'avoir pas complètement la sensation de contact des objets. Par exemple, lorsqu'il veut prendre sa pipe dans la table de nuit, mouvement très difficile chez lui, comme nous l'avons vu plus haut ; il a de la peine à la prendre, car, dit-il, il ne distingue pas nettement au moyen du contact les objets qu'il touche. Ce trouble, que l'on pourrait appeler subjectif, de la sensibilité tactile, se montre également lorsque, ayant fait fermer les yeux au malade, on lui met un objet entre les doigts ; il n'en distingue pas complètement les contours. Ce phénomène était au dire du malade plus marqué il y a quelques semaines que maintenant, et il n'existe que sur l'extrémité inférieure de la face palmaire des doigts ; nulle part ailleurs on ne constate quelque chose d'analogue. Les réflexes cutanés sont normaux.

Notion de position des membres (sens musculaire, sens articulaire). — Parfaitement conservée, le malade sait exactement où se trouvent ses membres et les différents segments de ses membres, quelles que soient les positions dans lesquelles on les place. Nous avons vu qu'il en était de même pour la sensibilité cutanée, le malade sachant exactement sur quel endroit de la peau avait porté l'excitation.

Sens spéciaux et sensibilité de la face et des muqueuses parfaitement normaux.

Vue. — Pas de paralysie d'aucun des muscles de l'œil ; pupilles égales, contractiles, moyennement dilatées ; acuité visuelle normale.

Ouïe, goût, odorat. — Normaux.

Etat de la peau. — Pas de troubles trophiques, pas d'adipose sous-cutanée, cyanose très marquée de la peau des extrémités inférieures, lorsqu'elles sont au contact de l'air. Le système pileux et les ongles ne présentent pas d'altérations appréciables.

Viscères. — Rien de particulier à noter, l'appétit sans être prononcé, existe cependant ; le foie, le tube digestif ne présentent rien de spécial ; les poumons sont normaux, les artères ne sont pas dures, le pouls bat entre 80 et 90 pulsations par minute, le cœur a son volume normal, pas de lésions d'orifice, prolongement soufflant systolique à la base, souffle veineux du cou, conséquence de l'anémie.

L'urine ne contient ni sucre ni albumine.

L'étude de la contractilité musculaire montre qu'elle est nulle pour les muscles des mains, et, aux membres inférieurs, pour l'extenseur commun, le demi-membraneux et le biceps fémoral.

Traitement. — Tonique et faradisation des muscles.

A partir de son entrée, le malade vit son état s'améliorer progressivement, mais d'une façon très lente, la force musculaire augmenta, l'atrophie diminua peu à peu, et un mois après son entrée, le malade pouvait déjà exécuter différents mouvements, sans grande force du reste, mais notablement plus prononcés qu'auparavant. En effet, au moment de son entrée, confiné dans son lit, dans le décubitus dorsal, il ne pouvait exécuter aucune espèce de mouvement. Au bout d'un mois, il commença à élever ses avant-bras au-dessus de son lit et soulever ses jambes; mais la station debout et à plus forte raison la marche, étaient complètement impossibles ; il ne pouvait pas encore s'asseoir sur son lit ni se servir de ses membres pour manger.

Etat actuel, le 25 août. — L'amélioration a été en progressant d'une façon lente il est vrai, mais parfaitement nette, chaque semaine en effet, on peut constater que les mouvements augmentent en intensité et en étendue.

Membres inférieurs. — L'atrophie est encore très marquée, quoiqu'ayant cependant beaucoup diminué. Dans son lit, le malade peut exécuter avec ses jambes toute espèce de mouvements, avec encore bien peu de force il est vrai, il peut se tenir quelques instants debout en s'appuyant sur un aide; toutefois la force musculaire n'est pas encore assez grande pour permettre la marche.

Membres supérieurs. — L'atrophie a un peu diminué également, la force musculaire a augmenté, et le malade qui, il y a six semaines, était absolument impotent, peut aujourd'hui se servir de ses bras pour les usages de la vie; mais la force développée à l'occasion des mouvements est encore extrêmement faible.

Muscles du tronc. — Les muscles épineux sont un peu moins atrophiés, les gouttières spinales sont moins profondes, le malade peut relever son tronc, sans grande force il est vrai.

Les muscles de l'abdomen et les psoas iliaques ont recouvré une partie de leur force.

Palpitations musculaires et contractions fasciculaires des muscles malades après que les muscles ont fonctionné. — Ces palpitations se montrent aussi à l'état de repos, mais sont alors moins prononcées.

La contraction idio-musculaire est toujours très forte.

Les réflexes tendineux sont toujours abolis dans tous les muscles malades.

La sensibilité est toujours normale dans ses différents modes, et le malade n'éprouve plus ce trouble particulier de la sensibilité tactile, qu'il ressentait dans les doigts et qui l'empêchait d'avoir une notion exacte de l'objet qu'il tenait.

L'état général, sans être encore très brillant, est cependant un peu meilleur qu'au jour de l'entrée.

La contractilité faradique a reparu dans les muscles des mains ; elle reste nulle pour le demi-tendineux et le demi-membraneux.

Le phénomène de la contraction secondaire de Breuner est bien net.

La sensibilité électrique est extrêmement diminuée.

En résumé, l'exploration de la contractilité musculaire au moyen de l'électricité démontre qu'il y a, dans tous les muscles atrophiés, réaction dégénérative, c'est-à-dire diminution considérable de la contractilité faradique, elle est même abolie dans quelques muscles, et perversion de la formule normale par les courants galvaniques, car nous avons, dans l'immense majorité des muscles :

$$PFC = \text{ou} > NFC$$

L'état du malade continua à s'améliorer peu à peu, et, à la fin du mois de septembre, il commença à pouvoir se tenir sur ses jambes, en s'appuyant contre son lit. L'amélioration continua pendant le mois d'octobre et de novembre.

Dans la description de l'état du malade, à la date du 5 décembre, on trouve notée une déformation du pied gauche : la plante du pied est notablement excavée, le talon antérieur est représenté par le premier métatarsien uniquement, les orteils sont fortement relevés sur la face dorsale du pied, et le malade ne se souvient pas de leur avoir jamais fait toucher le sol. Il existe un certain degré de subluxation en dedans de l'articulation médio-tarsienne, et la tête de l'astragale fait une saillie notable en dehors. Ce qui prouve d'une façon péremptoire que le malade dit la vérité, lorsqu'il rapporte cette difformation et l'atrophie de la jambe à un accident datant de l'enfance, c'est que cette jambe a 4 centimètres de moins en longueur que la jambe droite.

25 décembre. — Le malade se considère comme guéri, et pense quitter l'hôpital dans les premiers jours de janvier. La force musculaire est très développée, et le malade considère qu'il a récupéré ses forces, comme avant d'être malade. Les réflexes tendineux, en

particulier le réflexe patellaire, sont toujours abolis. La contractilité idio-musculaire est encore un peu exagérée.

L'état général est le même ; le malade a bon appétit, il sort, se promène dans la cour. Il a encore cependant un facies un peu pâle.

Vers le 12 janvier, l'état du malade vient à changer : il est pris de fièvre, d'abattement et d'une toux légère. L'auscultation ne donne aucun renseignement. Le 13 au soir, la température est de 40°2. P. 152; le malade rend des crachats visqueux, épais, adhérant au vase; l'auscultation montre de la faiblesse du murmure vésiculaire et quelques râles crépitants fins dans l'aisselle droite. Ventouses scarifiées, potion avec 10 centigrammes de kermès. Le 14, même état, la respiration est plus obscure à droite, mais on n'entend ni souffle ni râles.

Dyspnée intense, pouls petit; quelques intermittences, 150. Température matin 39°3, soir 39°1. Cognac et extrait de quinquina. Le 15, l'état est le même, mais l'abattement plus prononcé; température matin 39°3, soir 39°8 ; P. 152. Vésicatoire à droite. Le 16; matité à droite à partir du tiers inférieur jusqu'en bas. Diminution des vibrations thoraciques et du murmure vésiculaire. Faiblesse du retentissement de la voix. Pas de râles dans la poitrine.

Crachats moins visqueux, plus aérés. Abattement extrême. Température matin 39°3, soir 38°3 ; P. 120. Le 17, l'état s'améliore; température matin 37°3, soir 38 degrés. La respiration s'entend un peu mieux à la base droite que la veille.

Vibrations thoraciques abolies à la base. Le 18, l'abattement reprend, plus prononcé que la veille ; toux fréquente. Crachats muco-purulents; à l'auscultation, absence de souffle et de râles; à droite, le murmure vésiculaire est aboli. La dyspnée est toujours très marquée. Température matin 37°7, soir 39°3. Le 19, l'état est le même ; température matin 39°2. Le 20, on entend une respiration lointaine dans le tiers inférieur, et un peu plus haut de gros râles ronflants. Température matin 38°8 ; P. 140. Le 22, l'état général s'aggrave de plus en plus, et le malade succombe le 23, à 3 heures de l'après-midi.

Autopsie faite quarante-trois heures après la mort. — A l'ouverture de la cavité thoracique, on constate dans la plèvre droite la présence d'un épanchement séro-fibrineux, d'un litre environ.

Poumons. — Pas d'adhérences. Pas d'emphysème. Poumon droit. — Atélectasie très marquée de tout le poumon. Couche mince de fausses membranes sur les deux lobes supérieurs, très épaisse à la base. A ce niveau, il existe un kyste purulent, siégeant au niveau du bord tranchant du poumon, du volume d'une mandarine, et séparé de l'épanchement pleural par des néo-membranes anciennes et organisées.

A la coupe du parenchyme pulmonaire, on constate l'existence d'une tuberculose miliaire péribronchique généralisée, plus confluente toutefois dans le lobe supérieur que dans les deux autres. Les tubercules sont de date récente, car ils ont une teinte grisâtre et ne présentent nulle part les caractères de l'état caséeux. Dans le poumon gauche, on constate les mêmes altérations. La muqueuse bronchique est rouge et congestionnée. Pas de dilatations bronchiques. La pression fait sourdre un liquide muco-purulent. Pas d'adénopathie. Pas de pigmentation ganglionnaire. Pas de tubercules sous-pleuraux apparents.

Cœur. — Péricarde sain. Pas de granulations tuberculeuses. Cœur de volume normal; pas d'altérations valvulaires, pas d'hypertrophie. Myocarde surchargé de graisse. Pas de dégénérescence graisseuse appréciable. L'aorte contient quelques plaques scléreuses, en petit nombre du reste. Pas de sclérose artérielle.

Reins. — Gauche; poids 160 grammes. Rein droit, 230 grammes. Pas d'adhérences de la capsule, granulations sous la capsule, à la coupe, la couche corticale est très augmentée de volume et en dégénérescence graisseuse, se manifestant surtout sous forme de stries jaunâtres, appréciables en particulier dans les colonnes de Bertin. La rate pèse 385 grammes, pas de granulations.

Foie 1950 grammes; granulations dans le parenchyme. Périhépatite légère. Aspect muscade à la coupe, avec dégénérescence graisseuse légère.

Muqueuse intestinale. — Rien de particulier. Système musculaire. — En examinant avec soin des sections de différents muscles, on constate qu'il y a entre les faisceaux musculaires des stries graisseuses assez marquées, dans certains muscles surtout, les grands pectoraux, le grand droit de l'abdomen, les fessiers, le triceps brachial, les droits antérieurs des cuisses, les gastrocnémiens. Les péroniers gauches ont une teinte jaunâtre très prononcée; ils sont atteints de transformation graisseuse presque complète. L'articulation médio-tarsienne et la tibio-tarsienne du même côté, présentant pendant la vie la déformation que nous avons signalée dans l'observation, ne présentent pas d'altérations appréciables.

Système nerveux. — Cerveau. — Rien de particulier du côté des parois osseuses de la boîte cranienne. Dure-mère normale, pas de pachyméningite. Pie-mère normale, n'est pas épaissie, ni adhérente. Pas de granulations tuberculeuses. Pas d'athérome artériel.

Circonvolutions normales. — Rien à noter du côté des centres moteurs. Capsule interne et externe et ganglions cérébraux sains. Bulbe, protubérance, normaux à l'extérieur et sur les coupes. Cervelet normal. La seule altération constatée dans l'encéphale consiste dans un léger épaississement de l'épendyme ventriculaire, borné au quatrième ventricule, dont la surface est légèrement rugueuse.

Les racines des différents nerfs craniens ne présentent aucune espèce d'altération à l'œil nu.

Moelle épinière. — Rien de particulier du côté de la colonne vertébrale, pas de scoliose, pas de mal de Pott. Rien du côté du tissu cellulaire périméningé. Dure-mère normale sur ses deux faces. La moelle épinière, examinée après incision de la dure-mère, ne présente rien de spécial à l'œil nu. Les racines médullaires et les racines antérieures en particulier, ont leur volume et leur coloration habituelles; la pie-mère a sa transparence et son épaisseur ordinaires. Sur les coupes de la moelle épinière pratiquées à l'état frais, on ne constate rien de particulier, soit du côté de la substance blanche, soit du côté de la substance grise. Cette dernière tranche un peu moins que d'habitude sur le reste de la moelle, comme cela s'observe toutes les fois que la moelle est anémiée, et cette anémie existe à un degré assez marqué dans le cas actuel, comme on pourrait déjà le supposer en examinant cet organe par sa surface externe.

Tous les gros troncs nerveux des membres ont été examinés après dissection ; le plexus brachial et les nerfs qui en partent ont été examinés, ainsi que les sciatiques ; ce qui a frappé au premier abord en examinant ces nerfs, c'est leur diminution de volume ; ils ont leur coloration nacrée habituelle, mais sont beaucoup moins gros que les nerfs correspondants pris sur d'autres sujets, n'ayant pas présenté d'affections du système nerveux ; certains d'entre eux, les radiaux par exemple, sont pour le moins diminués de moitié et les sciatiques d'un bon tiers.

Examen histologique de la moelle. — A l'état frais, avec et sans action de l'alcool au 1/3, on a examiné des fragments de la région dorsale et lombaire. Les vaisseaux et la névroglie ne présentent aucune espèce d'altération, les cellules des cornes antérieures ont presque toutes leurs caractères normaux ; un certain nombre cependant sont altérées dans leur forme et leur volume, elles ont un aspect globuleux et sont plus pigmentées qu'à l'état normal, le corps de la cellule est diminué de volume et les prolongements sont grêles, peu visibles, et ont même disparu sur certaines d'entre elles.

La moelle épinière a été durcie dans le bichromate, l'ammoniaque en solution concentrée, puis dans l'acide chromique à 3 pour 100. Les coupes colorées par le carmin neutre, ont été traitées par les procédés habituels.

R. lombaire. — Il existe à ce niveau une asymétrie très nette entre les deux côtés de la moelle ; la moitié gauche est notablement plus petite que la droite, et cette diminution de volume tient presque exclusivement à l'atrophie de la corne antérieure correspondante. Au microscope, on constate l'existence d'un ancien foyer de paralysie infantile. La partie antérieure de la corne, et en particulier la région externe, se colore très fortement par le carmin et ne contient plus aucune cellule ; cette région est transformée en un tissu d'apparence fibrillaire, avec des cellules araignées assez nombreuses et traversée par des vaisseaux à parois scléreuses ; ce foyer est surtout prononcé au niveau du renflement lombaire et a environ 2 centimètres en hauteur. La corne de la substance grise du côté droit présente à peu près ses caractères normaux comme nombre et comme forme des cellules motrices. Un certain nombre d'entre elles sont cependant manifestement altérées et offrent les caractères de l'atrophie simple avec une apparence granuleuse; la névroglie et les vaisseaux ne présentent rien de particulier de ce côté. Les différents faisceaux blancs et la substance grise périépendymaire présentent les caractères de l'état physiologique. Il existe donc dans le renflement lombaire un ancien foyer de téphromyélite antérieure et des altérations légères et de date récente d'un certain nombre de cellules motrices.

R. cervicale. — Tout d'abord, il existe une altération de la corne antérieure du côté droit, se traduisant à l'œil nu par une notable diminution de volume, apparente surtout au niveau de l'origine de la cinquième paire. L'examen microscopique montre qu'à ce niveau les cellules motrices ont presque complètement disparu dans la partie externe de cette corne, dans une hauteur de 3 à 4 millimètres, au-dessus et au-dessous, la lésion diminue d'intensité. On peut voir sur chaque préparation quelques cellules en voie d'atrophie; leurs prolongements ont disparu et elles sont plus granuleuses qu'à l'état normal. La névroglie présente des traces d'irritation, les noyaux y sont plus nombreux et les fibrilles un peu plus abondantes, mais il n'y a pas de sclérose à proprement parler comme dans l'ancien foyer du renflement lombaire. Les vaisseaux ne paraissent pas altérés, peut-être y a-t il une légère irritation de la paroi des capillaires, dont les noyaux sont plus nombreux qu'à l'état normal, mais cela est douteux. Cette altération cellulaire siége dans toute la hauteur de la corne antérieure de la région cervicale, mais c'est au niveau de l'origine de la cinquième paire qu'elle est de beaucoup la plus marquée.

La corne grise du côté gauche présente quelques altérations, beaucoup moins prononcées du reste que celles du côté droit. Les cellules sont à peu près aussi nombreuses qu'à l'état normal, toutefois au milieu de ces cellules saines en apparence, on en trouve quelques-unes en voie d'atrophie, sans localisation quelconque du reste. Les faisceaux blancs, le faisceau pyramidal en particulier, ne présentent aucune espèce d'altération, pas plus du reste que la substance grise centrale.

Région dorsale. — Il est difficile de se prononcer sur l'état des cellules motrices dans cette région. Elles ne présentent pas tout à fait les caractères de l'état physiologique et se colorent moins bien par le carmin; quelques-unes sont arrondies, globuleuses, sans prolongements, mais elles sont en petit nombre, et, sur les différentes coupes pratiquées dans cette région, il ne semble pas que les cellules motrices soient moins nombreuses qu'à l'état normal. Les faisceaux blancs et la substance grise centrale sont parfaitement sains.

La colonne de Clarke est normale.

En résumé, l'examen histologique des racines antérieures et des nerfs intra-musculaires ne montra aucune altération appréciable à nos moyens actuels d'investigation. La moelle épinière, outre un ancien foyer de paralysie infantile, présentait des altérations légères de toute la colonne grise antérieure. Les muscles enfin présentaient encore quelques traces d'un processus irritatif presque disparu, car on n'y constatait que la multiplication des noyaux du du faisceau primitif, avec pigmentation anormale de leur protoplasma.

RÉSUMÉ

des Observations

DE

FORMES AIGUËS OU SUBAIGUËS

Formes aiguës ou subaiguës.

NUMÉROS ET AGES PROFESSIONS ET CIRCONSTANCES ÉTIOLOGIQUES	AUTEUR	DATE DE LA PARALYSIE INFANTILE	LOCALISATION DE LA PARALYSIE INFANTILE	DÉBUTS DES ACCIDENTS CONSÉCUTIFS	
I. 16 ans. H. Longue course par une pluie torrentielle.	Coudoin.	17 mois.	Membre inférieur gauche.	A 17 ans. Jambe et cuisse droites.	Début fébrile
II. 34 ans. H. Employé de bureau. Froid et fatigue pendant le siège et la Commune de 1871	Ballet et Dutil.	Faiblesse des jambes remontant aux premières années de l'enfance.	Les deux membres inférieurs.	A 22 ans, paraplégie complète pendant une journée. Accidents semblables pendant les hivers suivants.	A 25 ans, paralysie complète des membres inférieurs qui a persisté. A 30 ans, faiblesse des membres supérieurs.
III. 18 ans. F. Travaux manuels, broderie.	Ballet et Dutil.	3 ans.	Membres inférieurs. Jambe de polichinelle à gauche.	A 12 ans, membres supérieurs A 14 ans, membres inférieurs	Début à la suite de la grippe. (?)
IV. 33 ans. H. Professeur.	Sauze.	11 mois.	Hémiplégie droite n'ayant laissé que la claudication.	A 20 ans, fièvre, délire, paralysie droite.	Après 18 mois, la faiblesse augmente. Incurvation de la colonne vertébrale.
V. 25 ans. H. Comptable.	Sterne.	18 mois.	Muscles pelvi-trochantériens. Luxation du fémur.	A 24 ans, thénar et hypothénar des deux côtés.	3 mois après, les deux avant-bras se prennent. L'affection s'est arrêtée.
VI. 55 ans. H. Menuisier. Privations, surmenage, 10 à 12 heures de travail pénible par jour.	Landouzy et Déjerine.	Paralysie infantile reconnue à l'autopsie.	»	A 55 ans, paralysie généralisée en un mois. Réaction de dégénérescence.	Après 3 mois de traitement, amélioration. Après 6 mois, guérison complète. Mort de tuberculose aiguë

II. Formes chroniques.

Observation VII

(Carrieu, thèse de Montpellier, 1875, p. 36.)

G.... âgé de dix-huit ans, corroyeur de son état, a eu des con-vsions à l'âge de six mois. A la suite de ces accidents, son bras g[illegible]e resta pendant jusqu'à l'âge de six ans, et c'est alors seule-me[illegible]u'il put commencer à s'en servir; la jambe du même côté était [illegible]si plus faible que l'autre, et il boitait légèrement à cette époqu[illegible] quatorze ans, il fit son apprentissage de corroyeur; il se servait [illegible]s assez bien de son bras gauche et sa démarche était réguliè[illegible]

Depuis [illegible] an et demi, la malade a commencé à souffrir dans l'épaule dro[illegible]; ce furent d'abord de simples engourdissements sans douleurs vives et limitées à l'épaule. Peu à peu la faiblesse du membre se joignit à l'engourdissement, son bras se fatigua plus vite dans son travail, qui exige l'exercice fréquent de ce bras. La faiblesse et l'engourdissement vont en augmentant; ce sont surtout les mouvements en haut et en arrière qui sont limités et pénibles. Depuis six mois, il s'aperçoit que le moignon de l'épaule est le siège de contractions fibrillaires.

Pendant toute cette période, la santé resta bonne. Il n'est pas rhumatisant ni alcoolique, et n'a pas eu de maladies vénériennes. Aucun antécédent héréditaire à noter.

Un premier examen a été fait en février 1875. On note que le bras gauche est plus petit que le droit; il mesure en son milieu 20 centimètres, tandis que le d[illegible] donne 34 centimètres au même point. Avant-bras région mo[illegible] 20 centimètres à gauche, 28 centimètres à droite. Pourtou[illegible] l'épaule gauche, 40 centimètres; de l'épaule droite, 40 centi[illegible]es.

Le bras gauche ne tombe pas perp[illegible]diculairement le long du corps ; l'avant-bras est imparfaitement tendu sur le bras. Les mouvements de pronation et de supination sont conservés. Les mouvements de l'épaule sont limités, le bras ne peut être élevé au-dessus de l'horizontale. Tous les muscles de cette épaule gauche sont atrophiés ; la saillie de la clavicule, de l'acromion et de la tête humérale est plus accusée qu'à l'état normal ; les fosses sus et sous-épineuses sont déprimées. L'éminence thénar est atrophiée, les interosseux ont conservé leurs mouvements ; l'extension de la main est presque nulle, on peut la vaincre avec le moindre effort, de même pour la flexion. Les mouvements du pouce sont à peu près nuls ; les autres doigts possèdent des mouvements très étendus, quoique faibles. La main a de la tendance à s'incliner vers le bord cubital. La longueur du bras gauche est de 63 centimètres ; à droite elle est de 72 centimètres. De l'acromion au sommet de l'olécrâne, on trouve 34 centimètres à gauche et à droite 38 centimètres. De l'olécrâne à la partie inférieure du cubitus, on trouve 20 centimètres de chaque côté ; de ce dernier point à l'extrémité inférieure du petit doigt, 15 centimètres à gauche ; 10 centimètres à droite.

Bras droit. — Le malade se plaint d'engourdissements et de fourmillements dans toute la région du bras, mais en particulier à l'épaule. Tous les mouvements y sont cependant possibles et assez étendus ; mais la fatigue survient avec une grande rapidité, si on les lui fait répéter plusieurs fois. On aperçoit aussi des contractures fibrillaires non douloureuses au niveau du deltoïde et du grand pectoral. Il y a des soubresauts véritables dans l'épaule, après la fatigue de la journée. Le bord interne et l'angle inférieur de l'omoplate sont bien plus saillants à droite, ce qui indique la parésie du grand dentelé. On voit aussi des mouvements fibrillaires dans les muscles du bras. Les muscles de l'éminence thénar sont peut être un peu atrophiés, mais ils ne présentent pas de contractions fibrillaires. La sensibilité est intacte des deux côtés dans tous ses modes ; la température du côté gauche est moins élevée. Bien que l'examen au dynamomètre n'ait pas été fait, on constate que la force déployée par la main dans l'action de serrer est au-dessous de la normale. Le malade a du reste bien remarqué que, depuis qu'il a des engourdissements, il est moins fort de sa main droite.

Membres inférieurs. — Le pied gauche est légèrement arqué ; le talon n'appuie pas sur le sol, dont il est à 2 centimètres environ. Les orteils sont aussi relevés, de sorte que le pied n'appuie que sur l'extrémité inférieure des métatarsiens. L'extension du pied est impossible ; la flexion se fait bien, ainsi que les mouvements de la jambe sur la cuisse et de celle-ci sur le bassin.

La circonférence du mollet gauche est de 32 centimètres ; à droite 30 centimètres ; au milieu de la cuisse gauche 51 centimètres ; du côté droit 50 centimètres.

Le 7 juillet, je procède à un examen nouveau. La maladie n'a fait que suivre une marche progressive. Ainsi, les engourdissements le long du bras et surtout de l'épaule durent davantage ; les contractions fibrillaires se montrent dans presque tous les muscles de cette région, dès qu'on leur fait exécuter un mouvement ou qu'on irrite la peau avec l'ongle. L'atrophie a surtout fait des progrès dans les muscles postérieurs de l'épaule sus- et sous-épineux, grand et petit rond. Les fosses sus- et sous-épineuses sont très marquées. L'éminence thénar a aussi beaucoup diminué ; le malade dit qu'il ne peut pas mouvoir son pouce aussi bien qu'il y a deux mois.

Nous avons mesuré les membres dans les mêmes points que l'on avait choisis dans l'examen antérieur, et nous avons pu nous convaincre que l'affection progressait assez rapidement.

Le travail est complètement impossible ; cependant le malade a encore conservé une certaine force dans les membres.

Ainsi, il fait arriver à 40 l'aiguille d'un petit dynamomètre, construit pour les femmes ; mais un homme de force ordinaire arrive facilement à 50, point limite de l'instrument. Il élève encore assez bien le bras, mais ne peut l. porter en arrière.

La sensibilité électrique n'est pas sensiblement modifiée aux membres inférieurs ; elle paraît un peu émoussée au membre supérieur droit, car des courants assez forts pour ne pas pouvoir être supportés ailleurs sont facilement tolérés à cette région, surtout à l'avant-bras et à la main du côté droit.

La contractilité musculaire est assez bien conservée dans le pectoral et la partie antérieure du deltoïde, le biceps et le brachial, mais les muscles de la région postérieure de l'épaule et du bras n'obéissent que faiblement à l'excitation faradique; les mouvements communiqués ainsi aux leviers osseux ont peu d'étendue et de force. A l'avant-bras, les radiaux et les extenseurs du pouce sont aussi très peu contractiles. Le cubital antérieur se contracte assez difficilement, et sur son parcours les plus forts courants sont supportés sans douleur. L'action des interosseux est un peu affaiblie, celle des muscles de l'éminence thénar est encore plus manifestement diminuée.

Du côté gauche, les muscles, et en particulier le deltoïde, le sus-épineux, l'opposant et l'abducteur du pouce, ne se contractent que très faiblement, mais le courant, surtout appliqué sur le trajet des nerfs, est parfaitement senti. Il en est de même de la jambe du même côté, où surtout les muscles de la partie postérieure sont assez peu contractiles. Le triceps de la cuisse droite a aussi moins d'énergie qu'à l'état normal, sous l'influence du courant. Les muscles des mollets sont encore assez sensibles, mais on comprend qu'il est assez difficile de savoir si la contractilité est plus ou moins troublée, vu que l'on ne peut pas prendre pour terme de comparaison ce qui se passe de l'autre côté.

L'électricité dissipe pendant quelques heures l'engourdissement du membre, qui paraît alors se mouvoir avec plus de facilité, mais l'amélioration ne se continue pas après ce laps de temps. — On donne au malade 4 pilules de nitrate d'argent et 2 granules de strychnine.

Observation VIII

(Carrieu, thèse de Montpellier, 1875, p. 40.)

Le nommé B..., âgé de dix-huit ans, entre le 18 mars 1875 dans le service de M. Vulpian, salle Saint-Raphaël, n° 8. Il est d'une constitution délicate; il raconte que, depuis l'âge de six mois jusqu'à deux ans, il a eu des convulsions à la suite desquelles les membres inférieurs restèrent faibles. Le malade pouvait cependant marcher, mais après quelques pas les jambes se dérobaient, et il était obligé de s'arrêter ou bien il tombait. Cet état persista jusqu'à l'âge de quinze ans, sans que le malade éprouvât rien dans les membres supérieurs, qui avaient conservé toute leur force; il marchait même mieux alors que lorsqu'il était plus jeune.

Pendant tout ce laps de temps, il n'eut aucun trouble du côté des autres fonctions ; pas de troubles de la miction, de la défécation; pas de crampes, pas de douleurs. Son intelligence était normale; jamais il n'eut, depuis l'âge de deux ans, de pertes de connaissance ni de convulsions.

Vers l'âge de quinze ans, les membres inférieurs devinrent plus faibles; en deux ou trois mois, cet affaiblissement devint tel que le malade ne pouvait faire un pas sans béquilles. Cette paralysie ne s'accompagnait d'aucune souffrance, d'aucun trouble de la miction ni de la défécation ; deux ou trois mois après, les jambes commencèrent à se fléchir sur les cuisses, sans qu'il fût possible de les étendre complètement ; cette attitude s'est prononcée de plus en plus jusqu'à ce jour. La marche, même avec des béquilles, lui devint impossible ; il marchait alors sur les genoux en s'appuyant sur les mains.

Depuis dix-huit mois, ce mode de locomotion est devenu impraticable, parce que, lorsqu'il veut s'appuyer sur les genoux, il tombe assis sur les talons.

Jusqu'au mois de janvier dernier, il avait pu se servir de ses mains sans aucune peine, pour écrire, pour coudre. A cette époque, il sentit, suivant son expression, comme une lourdeur dans les deux bras; il lui était difficile de les élever au-dessus de sa tête ; les mouvements de flexion devinrent ensuite difficiles, puis la main devint faible et malhabile; il lui est maintenant très difficile d'écrire, et, quand il veut faire un mouvement, la main et même le bras sont agités de tremblement.

L'attitude de la main est normale, sauf la position de l'annulaire qui reste en arrière des autres doigts dans l'extension; ce phénomène est surtout marqué à gauche. Les membres supérieurs s'amaigrissaient en même temps qu'ils perdaient de leur force.

La respiration et la déglutition sont restées faciles, il n'y a pas de palpitations, pas de troubles des organes des sens. Depuis quelque temps, les mouvements de la langue sont un peu embarrassés. Le malade a aussi remarqué que, quand il est assis, il a quelquefois des secousses dans les membres inférieurs, aujourd'hui, la station debout est complètement impossible ; ne pouvant s'aider ni des jambes ni des bras, il tombe la face contre terre quand on ne le soutient pas.

Tous les muscles sont amaigris, mais pas au même degré. Ainsi le bras droit est plus fort que l'autre il arrive de ce côté au dixième degré du dynamomètre, tandis qu'il n'atteint que 5 de la main gauche. Il ne peut élever les bras au-dessus de l'horizontale.

Examen électrique. — Membres supérieurs. — Les deltoïdes ne se contractent pas même avec le maximum des éléments, le biceps droit un peu, mais le gauche pas du tout. Les fléchisseurs des doigts sont plus excitables que les extenseurs. Les muscles des éminences thénar et hypothénar, les interosseux, ont leur contractilité moins altérée encore. La sensibilité électrique est presque nulle à la racine du membre et bien conservée aux extrémités.

Membres inférieurs. — Les jumeaux, les jambiers et les péroniers ne se contractent presque pas; le pédieux se contracte mieux.

Les triceps n'offrent aucune contraction, mais les adducteurs obéissent encore à l'influence du courant.

Les muscles du cou et du dos paraissent avoir leur contractilité normale, ainsi que ceux de l'abdomen. Le pectoral droit n'a que des contractions très faibles; celles du pectoral gauche sont encore notables.

Le mouvement volontaire, très affaibli partout, n'a pas pourtant complètement disparu. Le malade exécute à peu près tous les mouvements, mais dans une limite très restreinte.

La mâchoire inférieure paraît tombante, la lèvre inférieure est grosse et abaissée.

La sensibilité électrique est assez bien conservée dans les membres inférieurs; il en est de même de la sensibilité à la douleur et au contact, qui du reste n'est pas affaiblie dans les membres supérieurs.

25 mars. — Chaque jour, depuis son entrée, on a soumis le malade à l'influence de l'électricité. Après l'électrisation, le malade se sert mieux de son bras droit; du reste, les muscles qui ne répondent pas aux excitations électriques ont encore un certain volume et peuvent se contracter partiellement, sous l'influence de la volonté.

Ainsi, au membre supérieur gauche nous trouvons que le deltoïde, le triceps, le brachial et le biceps ne se contractent plus sous l'influence de l'électricité, mais obéissent encore à la volonté.

Les extenseurs de la main et des doigts se contractent à peine par les courants et mieux volontairement. Pour les interosseux, la différence est moins sensible ainsi que pour les muscles de l'avant-bras et de la main. Il en est de même au bras droit.

Membre inférieur gauche. La contractilité volontaire est seulement diminuée, tandis que l'électrique est abolie dans les fléchisseurs de la jambe. Les deux contractilités sont conservées dans le triceps sural et les extenseurs des orteils. Dans le triceps fémoral au contraire, elles sont toutes deux également abolies. Il y a grand affaiblissement de la contractilité électrique pour les adducteurs qui se contractent encore volontairement. Dans le membre droit, la contractilité électrique est encore plus affaiblie dans les fessiers et surtout dans les extenseurs des orteils, qui cependant ont conservé en partie leur contraction volontaire. Sort le 13 juin.

Observation IX

(Obs. de Raymond, *in Gaz. médicale de Paris*, 1875, p. 225.)

X..., âgé de dix-neuf ans, a eu à l'âge de six mois des convulsions, de la fièvre et consécutivement une hémiplégie gauche.

A l'âge de sept ans, il a recouvré, en partie, les mouvements de son bras et de la jambe.

Il entra en apprentissage à l'âge de quatorze ans; son métier est très fatigant; il est tanneur, et principalement chargé de lisser les peaux, ce qui exige une grande dépense de force du bras droit.

Sa santé fut toujours bonne; il était fort, grand, vigoureux.

Il y a deux ans, il commença à éprouver de la lourdeur dans le bras droit ; il se fatiguait bien plus rapidement que par le passé ; bientôt il eut quelques douleurs légères qui se localisèrent principalement dans la région de l'épaule. On crut à un rhumatisme ; il se reposa quelque temps.

Loin de s'amender par le repos, la faiblesse du bras droit alla en augmentant, des contractions fibrillaires spontanées se montrèrent dans les muscles du pourtour de l'épaule ; il suspendit complètement son travail.

Il y a trois mois environ, des phénomènes analogues se produisirent dans les muscles de la cuisse droite.

Etat actuel. 24 avril 1875. — Homme grand, bien musclé.

La santé générale est très bonne.

Le bras gauche est plus court de 4 à 5 centimètres que le bras droit ; il est également plus petit.

Les muscles de l'épaule sont grêles surtout ceux des fosses sus et sous-épineuses, le deltoïde présente une atrophie évidente, de même les muscles du bras.

Les muscles de l'avant-bras sont aussi atrophiés, principalement ceux de la région antéro-externe.

La couche superficielle des muscles de la région postérieure est également atrophiée

L'éminence thénar est aplatie, les muscles ont en partie disparu, ceux de l'éminence hypothénar ont leur volume normal.

Les interosseux sont amaigris, pourtant les mouvements d'adduction et d'abduction des doigts, ceux de flexion des phalanges les unes sur les autres sont conservés.

Les mouvements du pouce n'ont plus lieu, l'extension et surtout la flexion de la main ont disparu.

L'avant-bras est normalement un peu fléchi sur le bras, le mouvement d'extension complet est impossible. Le bras dans son entier ne peut être porté au delà de l'horizontale.

La région antéro-externe de la jambe gauche est complètement aplatie, l'extension du pied ne se fait pas, la flexion s'exécute bien ainsi que les mouvements de la cuisse sur la jambe, le pied est légèrement équin, le talon se trouve à environ 2 centimètres du sol.

La sensibilité est partout normale, la température de la peau un peu moins élevée à gauche qu'à droite.

L'exploration électrique montre que les muscles atrophiés ont perdu leur contractilité électrique.

Bras droit. — Engourdissement, faiblesse très grande, surtout des muscles élévateurs de l'épaule, le grand dorsal, le grand pectoral, les muscles des bras présentent des contractions fibrillaires très évidentes ; à la suite des mouvements, petits soubresauts de l'épaule.

Légère atrophie des muscles de l'éminence thénar, sensibilité intacte.

Contractilité électrique normale.

Cuisse droite. — Les muscles de la cuisse présentent les mêmes phénomènes mais moins accusés, ils sont également le siège de contractions fibrillaires.

Réflexions. — Pour M. Charcot, pas de doute, il y a atrophie musculaire progressive commençant dans le bras et la jambe droite.

Ne serait-il pas possible de rattacher le processus de cette lésion à deux choses :

1° L'ancienne lésion de la paralysie infantile, siégeant dans la corne gauche ;

2° Le travail exagéré du bras droit, amenant l'extension de l'atrophie de la corne gauche à la corne droite.

Observation X. — (Quinquaud.)

Paralysie infantile de 4 à 5 ans, ayant intéressé les muscles du pied gauche. — A 14 ans, début de l'atrophie musculaire à la main droite. — Vingt mois après, la jambe droite se prend. — Mort de tuberculose pulmonaire.

Au mois de juillet 1878 entre à Saint-Antoine, un jeune homme de dix-huit ans.

Il raconte qu'à l'âge de trois ou quatre ans, il a été pris, une nuit, subitement, de fièvre vive qui persista deux jours ; ensuite ses membres étaient tellement faibles, qu'il ne pouvait se tenir debout ni sur son séant, à peine pouvait il exécuter quelques mouvements dans son lit.

Au bout d'un mois environ, les mouvements revinrent peu à peu dans les membres supérieurs, dans le membre inférieur droit et dans la plus grande partie du membre inférieur gauche. Il ne lui restait qu'un très grand degré de faiblesse dans les muscles du pied gauche.

Il se forma une sorte de pied bot avec rétraction du péronier qui a persisté depuis cette époque.

Néanmoins, ce garçon a pu être employé dans un magasin ; il était assez bien portant, bien que sujet aux bronchites. Mais, en 1877, il fut pris d'une toux persistante qui augmenta d'intensité pour s'accompagner bientôt d'une expectoration de mauvais aspect, sans hémoptysie toutefois.

Enfin, la fièvre apparut le soir, les forces déclinèrent de plus en plus, et ne pouvant continuer son travail, il entra à l'hôpital. A son entrée, on constate tous les signes d'une cachexie tuberculeuse.

Mais indépendamment de l'amaigrissement général, on est frappé de l'atrophie très marquée des muscles de l'éminence thénar et hypothénar, des interosseux de la main droite, les doigts sont légèrement fléchis, la paume de la main est uniforme (main de singe).

Les muscles de l'avant-bras de ce côté commencent à s'atrophier, de même les muscles du mollet, qui sont le siège de contractions fibrillaires.

Rien du côté de l'appareil uro-génital.

Rien du côté du tube digestif.

Aucun trouble cérébral.

Sensibilité indemne. Réaction électrique diminuée.

Si on interroge cet homme sur la marche de cette atrophie, voici ce qu'il raconte :

Il y a deux ans, il eut à faire un très grand nombre de courses pendant une huitaine de jours. Ces marches le fatiguèrent beaucoup, et trois jours après, il eut une courbature qui persista quinze à vingt jours sans fièvre. Bientôt ses forces lui parurent diminuer, et depuis lors, il ne s'est jamais rétabli.

Il y a quatorze mois qu'il commença à ressentir une faiblesse plus marquée dans la main droite que dans la main gauche. La motilité alla en diminuant, et depuis deux mois, les mouvements sont devenus de plus en plus difficiles.

Il consulta un médecin qui l'électrisa et lui fit prendre des bains sulfureux. Il continuait cependant de faire ses courses, qui le fatiguaient énormément.

Cependant, il ne ressent de la faiblesse dans la jambe droite que depuis quatre mois,

En résumé, nous voyons ici une atrophie musculaire lente, développée à la suite de fatigues excessives chez un tuberculeux.

On ne trouve aucun phénomène paralytique réel, pas d'anesthésie, pas de paralysie des réservoirs, pas de douleurs, ni spontanées ni provoquées au niveau des apophyses épineuses.

Quant à sa première maladie, il paraît bien évident qu'il s'agit d'une paralysie infantile ayant laissé à sa suite un pied bot varus avec flaccidité.

Il semble également légitime de croire qu'il existe un certain rapport entre la première maladie et la seconde.

On peut l'expliquer en disant que les lésions anciennes de la paralysie infantile ont joué le rôle d'une épine irritative qui, à un certain moment, sous l'influence de marches forcées, a provoqué un processus atrophique de la corne antérieure droite.

Telle serait, selon nous, la pathogénie de cette atrophie musculaire développée quinze ou seize ans après la paralysie infantile.

Cet homme succomba de phtisie pulmonaire dans les derniers jours de juillet.

Malheureusement, l'autopsie ne put être pratiquée, la famille y ayant mis opposition.

Observation XI

(Observation de M. Pitres, obs. V, du Mémoire de Ballet et Dutil.)

Jean M..., dix-neuf ans, entre le 12 août 1883 à l'hôpital de Bordeaux, salle XVI, lit numéro 10, dans le service de M. Pitres.

Ce jeune homme, indemne de tout antécédent héréditaire, paraît s'être bien porté jusqu'à l'âge de quatre ans. Il était bien conformé, marchait et courait comme les autres enfants de son âge.

Il avait quatre ans, quand des voisins le firent enivrer. Il eut, dit-il, une indigestion qui le retint quatre jours au lit avec de la fièvre. A la suite de cette indisposition, la marche devint difficile, et les membres inférieurs commencèrent à diminuer de volume. Deux ans plus tard, l'atrophie de ces membres était très manifeste. Il n'y avait d'ailleurs ni douleurs, ni raideur, ni fourmillements, ni crampes. L'enfant marchait, mais il se fatiguait vite et tombait souvent. Les membres supérieurs et le tronc étaient normaux.

Plus tard, la faiblesse des membres inférieurs augmenta petit à petit; vers l'âge de quinze ou seize ans (1878 à 1880), la marche n'était possible qu'avec des cannes. A partir de cette époque, le tronc et les membres supérieurs commencèrent aussi à s'atrophier, et, dès lors, le malade fut confiné au lit ou sur une chaise et incapable de marcher seul. Aucun trouble cérébral. Aucune difficulté de la miction.

État actuel (août 1883). — Intelligence et mémoire parfaitement conservées. Développement physique normal. Taille plutôt élevée.

Muscles de la face intacts. — En découvrant le malade, on constate une atrophie très évidente des masses musculaires des quatre membres. Les bras, les avant bras, les cuisses, les jambes sont notablement amaigris. Les mains et les pieds ne sont pas sensiblement déformés. Le tronc lui-même est atrophié sur certains points. Ces atrophies multiples s'accompagnent de troubles fonctionnels notables; le malade peut se relever seul dans son lit et s'asseoir; il peut descendre de son lit et s'appuyer sur une chaise préparée à cet effet; il peut se tenir à genoux, mais tout cela avec grande peine. La station debout est impossible.

Examen des différents groupes musculaires. — Tronc. — Muscles très diminués de volume : les pectoraux, les trapèzes sont très grêles.

Les muscles de l'abdomen se contractent faiblement et font peu de saillie quand le malade s'asseoit. Les masses sacro-lombaires sont peu développées. Scoliose à concavité droite et arrondie, allant de la deuxième dorsale à la deuxième lombaire. Mouvements de latéralité du tronc possibles, mais peu énergiques.

Membres supérieurs. — Atrophie manifeste du deltoïde et des muscles du bras et de l'avant-bras. L'atrophie est uniforme et paraît porter sur tous les muscles. Les mouvements du bras et de l avant-bras sont possibles, mais très faibles. Le bras peut difficilement être élevé en dehors au-dessus de l'horizontale.

Les muscles des mains sont moins atteints que ceux des autres segments du membre supérieur. Il n'y a pas déformation en griffe. Les éminences thénar et hypothénar sont à peine atrophiées. Les mouvements actifs des doigts sont faciles, même les mouvements d'écartement et de rapprochement.

Membres inférieurs. — La cuisse et la jambe (des deux côtés) sont atrophiées en totalité. Pas de reliefs musculaires, sauf à la partie postérieure de la cuisse, celui du biceps, du demi tendineux et du demi-membraneux. L'atrophie porte surtout sur le triceps crural et sur les muscles du mollet.

Quand le malade a les jambes pendantes hors du lit, les pieds, peu atrophiés en apparence, tombent inertes en flexion plantaire; quand il est couché, il ne peut élever le membre inférieur au-dessus du lit. Il peut à peine fléchir un peu la jambe sur la cuisse, en s'aidant pour cela de petits mouvements de reptation exercés par les orteils. Ces derniers ont conservé leur motilité.

Mouvements fibrillaires apparents à la vue dans presque tous les muscles atrophiés; ces mouvements ne sont pas extrêmement forts.

Excitabilité des muscles atrophiés. — Pas de contraction idio-musculaire au biceps brachial. Excitabilité à la percussion directe très faible aux membres supérieurs, nulle aux membres inférieurs. Excitabilité faradique et galvanique assez bien conservées.

Aucun trouble des organes génito-urinaires ni de la sensibilité.

Observation XII

(Oulmont et Neumann, in *Gazette hebdomadaire*, 1881).

Atrophie musculaire progressive des membres supérieur et inférieur du côté droit, chez un malade atteint de paralysie infantile du même côté.

Moïse-Magloire G..., âgé de trente-neuf ans, professeur, entre le 5 juillet 1880, à l'Hôtel-Dieu, 6, salle Saint-Christophe, dans le service du professeur Sée. Il nous raconte qu'à l'âge de onze mois il fut pris d'une forte fièvre et resta quarante-huit heures sans connaissance. Lorsqu'il revint à lui, il était paralysé de tout le côté droit. Cette hémiplégie disparut lentement; à trois ans, elle ne laissait plus de traces.

A vingt ans, des phénomènes nouveaux apparaissent dans le membre supérieur droit; d'abord un engourdissement de la main droite, qui se généralise vite à tout le bras. Bientôt il devient malhabile, a de la peine à tenir sa plume. A ce moment, il remarque l'atrophie commençante de l'éminence thénar. Celle-ci s'étend peu à peu à la main, et enfin à tout le bras. En cinq à six mois l'amaigrissement arrive à ses dernières limites, et le malade peut à peine mouvoir le membre supérieur; de plus, les mouvements sont douloureux, surtout au niveau de l'épaule.

Il entre à Saint-Louis, où Duchenne (de Boulogne), qui le voit, diagnostique une atrophie musculaire progressive et conseille l'électricité et l'hydrothérapie, mais sans résultat. A vingt-huit ans, il rentre à Saint-Louis, où l'on constate un nouveau signe : une déviation latérale du rachis, à concavité tournée à droite. Sous l'influence du traitement (bains sulfureux, douches, électricité), l'atrophie s'arrête, le bras droit reprend même des forces, et le malade sort au bout de trois mois.

Vers trente-quatre ans, nouveau progrès de la maladie. La jambe droite fléchit en marchant, surtout en montant un escalier. En même temps la déviation rachidienne s'accentue de plus en plus à droite.

Actuellement rien à noter du côté des divers appareils, toutes les fonctions s'accomplissent normalement; seulement une certaine dyspnée quand le malade marche ou fait un effort, due, sans doute, à l'atrophie des muscles thoraciques droits, dont nous allons parler.

Amaigrissement extrême du membre supérieur droit, du côté droit du tronc, et à un moindre degré du membre inférieur droit. Courbure notable du rachis à concavité droite. La force est notablement diminuée dans le bras droit, qui peut cependant exécuter tous les mouvements; le malade traîne la jambe droite en frottant le parquet du bord externe du pied.

La mensuration donne les résultats suivants :

Sous l'aisselle. — Bras droit, 10 centimètres; bras gauche, 23 centimètres. Milieu de l'avant-bras : bras droit, 13 centimètres; bras gauche, 16 centimètres. Poignet : bras droit, 13 centimètres; bras gauche, 16 centimètres. Milieu de la cuisse droite, 23 centimètres; gauche, 40 centimètres. Milieu du mollet droit, 32 centimètres; gauche, 34 centimètres.

Examen des muscles en particulier. — Membre supérieur droit. Atrophie du court abducteur du pouce et de tous les muscles de l'éminence thénar. L'aplatissement de l'éminence hypothénar annonce que les muscles de cette région sont également envahis.

A l'avant-bras, tous les muscles sont affectés, tant fléchisseurs qu'extenseurs. Les fléchisseurs de l'avant-bras sur le bras (biceps, brachial, etc.) sont très atrophiés, ainsi que le triceps brachial.

Les muscles de l'épaule, le deltoïde et le sus-épineux en particulier, sont en grande partie détruits.

Tronc du côté droit. — Atrophie notable des pectoraux, moindre et à des degrés divers du trapèze dans sa moitié inférieure, du grand dorsal et du grand dentelé. Rien à gauche.

Membre supérieur gauche. — Les muscles ont conservé leur volume normal. Cependant le malade est gêné dans l'exécution de certains mouvements de la main. Depuis un mois il éprouve des fourmillements dans l'éminence thénar.

Membre inférieur droit. — Atrophie des muscles de la cuisse et de la jambe qui s'est localisée : 1° A la cuisse, aux muscles adducteurs et au triceps ; 2° à la jambe, aux muscles de la région antéro-externe (jambier antérieur, extenseur commun et propre du gros orteil, péroniers).

Membre inférieur gauche. — Pas d'atrophie.

L'exploration électrique donne les résultats suivants : Contractilité faradique et galvanique intacte pour tous les muscles atrophiés ; cependant, pour certains muscles complètement atrophiés, comme les interosseux, la quantité de fibres musculaires n'est plus suffisante pour que le courant puisse y provoquer une contraction apparente. La sensibilité électro-musculaire est normale.

État stationnaire pendant le séjour du malade à l'hôpital. Il sort en septembre.

Observation XIII

(Oulmont et Neumann, *Gazette hebdomadaire*, 1881.)

Atrophie musculaire progressive des membres supérieurs, et surtout du droit, chez un individu atteint autrefois de paralysie spinale infantile, localisée surtout dans le membre inférieur droit.

M X..., âgé de vingt-trois ans, employé de commerce, vient nous consulter dans le courant du mois de février 1881. Ce jeune homme nous raconte que, depuis huit mois environ, il a remarqué, en même temps qu'un notable amaigrissement, une diminution dans les forces et une gêne considérable dans les mouvements des bras et des mains. L'affaiblissement et l'émaciation, qui ont été toujours beaucoup plus marqués à droite qu'à gauche, depuis le début, n'ont fait que progresser, et aujourd'hui la faiblesse est telle que M. X..., ne pouvant plus se servir de sa main droite pour écrire, a dû entièrement renoncer à ses occupations de comptable.

Antécédents. — Le père du malade nous apprend que, vers l'âge de trois ans, son fils a été pris tout à coup, et sans cause connue, d'une fièvre qui dura deux ou trois jours et qui ne s'accompagna d'aucune éruption cutanée. A la suite de ce mouvement fébrile survint un état paralytique des membres inférieurs qui persista pendant environ trois mois. Peu à peu les mouvements revinrent dans les deux jambes et la marche redevint possible. Cependant, depuis cette époque, la jambe droite est toujours restée plus maigre et plus faible que la gauche.

État actuel. — Les membres supérieurs sont amaigris, mais l'atrophie est beaucoup plus accentuée à droite qu'à gauche. Membre supérieur droit : atrophie notable des muscles deltoïde, sus-et sous-épineux ; au bras, nous trouvons les muscles de la région antérieure (biceps, coraco-brachial et brachial antérieur) très diminués de volume, le triceps est relativement bien conservé ; les faces antérieure et postérieure de l'avant-bras sont flasques et amaigries. A la main, la dénutrition est bien plus marquée encore ; le relief formé par l'éminence thénar a complètement disparu, tous les muscles de la région ont diminué de volume, le court abducteur du pouce est totalement atrophié ; la dépression de l'éminence hypothénar et des espaces interosseux annonce que les muscles de ces régions sont également affectés. Membre supérieur gauche : la maladie est bien moins avancée qu'à droite ; à l'épaule l'atrophie ne porte plus que sur le deltoïde, les muscles du bras et de l'avant-bras sont bien conservés. Cependant à la main, nous trouvons une dépression due à l'atrophie du court abducteur du pouce ; mais les autres muscles de la région thénar, les interosseux et les muscles de la région hypothénar sont intacts.

Membre inférieur. — A gauche, les muscles ont conservé leur volume normal et les mouvements s'exécutent très bien ; à droite, on constate une légère atrophie des muscles du mollet, une atrophie beaucoup plus marquée des muscles de la région antéro-externe et particulièrement du jambier antérieur.

L'exploration électrique pratiquée avec les courants faradiques et avec les courants galvaniques, nous apprend que la contractilité est conservée dans tous les muscles atrophiés. Seulement, quand on faradise les muscles du membre supérieur droit, et particulièrement ceux de la main qui sont réduits à un très petit volume, on n'obtient guère de mouvements, ce qui s'explique non pas par la perte de la contractilité, mais par la petite quantité de fibres musculaires restées intactes. La sensibilité électro-musculaire et la sensibilité cutanée sont quelque peu diminuées pour le membre supérieur droit, surtout à la main et à l'avant-bras.

La plupart des muscles, lésés dans leur nutrition, sont agités par des contractions fibrillaires.

Le diagnostic, chez notre malade, n'offre aucune difficulté. Nous sommes en présence d'un homme atteint d'atrophie musculaire progressive bien nettement caractérisée, atrophie survenue chez un individu qui a eu autrefois de la paralysie infantile.

Le malade est soumis au traitement par les courants continus.

Observation XIV

Observation XIII de la thèse de Sterne.
(Service de M. le professeur Spillmann.)

Paralysie infantile remontant aux premières années de la vie. — Pied plat, amaigrissement de la jambe droite. — Six mois avant son entrée à l'hôpital, affaiblissement des membres inférieurs. — Trois semaines après, gêne dans les épaules. — Marche progressive.

M..., quarante-quatre ans, fossoyeur. Salle 10, n° 4. Entré le 7 juillet 1888.

Antécédents héréditaires. — Mère morte à cinquante-sept ans, après une maladie qui aurait duré sept ans ; elle était sans force dans les membres, et serait morte dans un grand état d'amaigrissement.

Père mort à soixante-six ans, de pneumonie.

Dans les ascendants et collatéraux, pas de maladies nerveuses connues.

A l'âge de quatorze ans, demeurant près des étangs de Sarrebourg, il aurait eu pendant un an des fièvres intermittentes avec accès revenant tous les deux jours.

A vingt et un ans, il eut une pneumonie. Il fut réformé pour pied plat gauche datant de l'enfance.

Le malade a remarqué que la jambe gauche a toujours été plus maigre que la droite.

Pas de syphilis, pas d'alcoolisme. Cinq enfants bien portants, bien conformés.

En janvier 1888, il remarqua que ses membres inférieurs fléchissaient pendant la marche, environ trois semaines après il ressentit une sorte de gêne dans les deux épaules.

Depuis quatre mois le malade a constaté l'amaigrissement des membres inférieurs, et, depuis trois mois, celui des membres supérieurs; depuis deux mois, il ne peut plus s'habiller, et, depuis trois semaines, il ne peut plus manger seul.

Etat actuel. — Apyrexie. — Fonctions digestives, respiratoires et circulatoires normales. — Pas de douleurs. — Intelligence nette.

Membres inférieurs. — Le pied gauche présente l'apparence du pied plat valgus.

Pied droit normal. — Aplatissement des mollets et des régions musculaires antéro-internes des deux jambes.

Circonférence des jambes à la partie moyenne,			27 cent.	des deux côtés
— des cuisses	—	—	53 —	

Abolition des réflexes patellaires et plantaires. Pas d'atrophie appréciable des muscles fessiers et lombaires.

Marche normale. — Le malade se baisse facilement pour ramasser un objet. Pas d'atrophie des muscles abdominaux.

Membres supérieurs. — Aplatissement des muscles des éminences thénar et hypothénar des deux côtés. Mouvements d'opposition et d'abduction du pouce impossibles, main à demi fermée, extension de la main et des doigts impossible. Les mouvements de pronation et de supination ne peuvent plus se faire.

Atrophie considérable de la partie postérieure de l'avant-bras ; atrophie des radiaux.

Le malade peut fermer les doigts, mais avec une force médiocre.

Circonférence du tiers supérieur de l'avant-bras : 22 centimètres. Bras cylindrique. Atrophie considérable du deltoïde et des muscles du bras. Le biceps semble un peu conservé ; mais le malade ne peut résister quand on veut étendre le bras fléchi, le muscle contracté reste mou, il ne peut élever le bras droit à l'horizontale, mais y arrive avec le bras gauche. Il peut mettre la main gauche sur la tête, mais non la main droite.

Circonférence moyenne du bras droit et du bras gauche : 20 centimètres.

Les creux sous-claviculaires sont aplatis. Il existe une atrophie légère des pectoraux. Le malade croise facilement les bras et place sans peine la main sur l'épaule opposée.

L'omoplate ne suit pas les mouvements de l'épaule. Atrophie légère des muscles sus et sous-épineux.

Le chef claviculaire du trapèze est conservé, le chef occipital est atrophié.

Atrophie peu marquée des sterno-mastoïdiens.

Le grand dorsal et les muscles de la gouttière vertébrale ne semblent pas atrophiés.

Pas de troubles trophiques de la peau, pas de troubles vaso-moteurs.

Rien dans les muscles de la face. Contractions fibrillaires des muscles, surtout à la cuisse.

Sensibilité intacte.

Observation XV

(Rémond, de Metz, *Progrès médical*, 1880.)

Amyotrophie d'origine spinale protopathique, type scapulo-huméral, consécutive à une paralysie infantile.

D..., quarante ans, bijoutier, à Creswald (Moselle).

Antécédents héréditaires. — Le malade nous raconte que sa mère, âgée actuellement de soixante-sept ans, est atteinte d'une paralysie agitante depuis neuf ans avec phénomènes de propulsion très nets; l'affection d'après ce que dit le malade a évolué régulièrement, le début ayant eu lieu dans les mains et la généralisation aux quatre membres étant aujourd'hui un fait accompli. Son père est mort en 1865, après avoir passé trente mois au lit pour une tumeur blanche de la cheville qu'il refusa de laisser opérer. Un frère du malade présente depuis l'âge de trente ans, c'est-à-dire depuis quatre ans maintenant, des crises épileptiques, ou au moins épileptiformes, revenant à des intervalles irréguliers mais assez longs, environ un mois à six semaines.

D.., a perdu une sœur de la poitrine et une autre de la fièvre typhoïde; il lui en reste encore une dont la santé générale est bonne, mais qui est sujette à des migraines fréquentes et violentes. Nous avons recherché avec soin du côté des ascendants, mais, malgré nos efforts, nous n'avons rien rencontré de suspect chez les grands-parents maternels, ni chez le grand père paternel, dont nous sommes parvenus à retrouver la trace; nous n'avons pu avoir aucun renseignement sur la grand'mère du côté paternel.

Antécédents personnels. — A l'âge de deux ans, le malade eut une paralysie infantile; les phénomènes fébriles durèrent très peu de temps; la paralysie, d'abord générale persista à la jambe droite, si bien que le pied du même côté se plaça en varus équin très accusé, tandis que la jambe gauche ne conservait qu'une certaine impotence fonctionnelle de tous les muscles, sans qu'aucune déformation ait été la conséquence de cette faiblesse du membre. Le bras droit qui avait été également paralysé tout entier au sortir de la période aiguë de l'affection, retrouve dans la suite toute son énergie et son volume ; il en a été de même des deux cuisses. A quatorze ans, il fit une chute et se brisa la cheville du côté gauche ; il était tombé d'une hauteur de 2 mètres environ. A la suite de cette fracture, il persista une mobilité anormale de l'articulation tibio tarsienne et une légère déformation du pied qui tend, mais faiblement, à se placer en varus.

Ces déformations des membres inférieurs ne l'empêchèrent pas d'apprendre son métier, et il ne s'était jamais aperçu d'aucun trouble dans les membres supérieurs ; quand, à l'âge de trente ans, il fit une chute, causée par la maladresse que la déformation des pieds impose à sa démarche, et se fractura l'humérus, à peu près au milieu de la diaphyse. La fracture guérit sans autres accidents, mais il se cassa de nouveau le bras à trente-trois ans, et cette fois il persista un cal volumineux. A l'âge de trente-six ans, il y a par conséquent quatre ans environ, il s'aperçut qu'il ne pouvait plus aussi facilement saisir les objets placés derrière lui, à l'atelier, sur des rayons, et que son bras droit devenait faible, le soir surtout ; il éprouvait des fourmillements et une grande sensation de fatigue dans toute l'épaule et le bras droit ; il se mit alors à boire pour reprendre des forces, absorbant jusqu'à 20 centilitres d'alcool tous les matins ; mais la faiblesse du bras augmentait toujours, et il y a trois ans, il s'aperçut que son épaule et son bras droits diminuaient rapidement de volume. Dix mois plus tard, il eut une série d'accès fébriles quotidiens qui cédèrent au bout de trois semaines à la quinine; en même temps, l'avant-bras et la main, à droite, l'épaule et le bras gauche se mettait à diminuer. Il fut alors traité par le bromure à l'intérieur, et les pointes de feu sur la colonne vertébrale, mais sans succès. Il y a six mois, il commença à ressentir des bourdonnements dans la tête, et depuis quelques mois, il trouve que ses cuisses qui étaient restées jusqu'ici normales, maigrissent également, sans qu'il éprouve cependant autre chose que de la faiblesse et des fourmillements de temps en temps.

Etat actuel (3 décembre 1888). — Le malade est relativement bien portant : l'appétit est conservé et les digestions sont régulières; comme il ne boit plus depuis qu'il s'est aperçu qu'il était malade, les phénomènes de catarrhe stomacal qu'il dit avoir présentés ont disparu.

Appareil circulatoire. — Cœur. Pas de bruits anormaux, le pouls est régulier, égal, les artères sont assez molles. Pas d'athérome appréciable.

Appareil respiratoire— Le malade présente des granulations dans le pharynx, qui le font tousser et cracher assez abondamment. Le thorax est légèrement globuleux et la sonorité est un peu augmentée sous les clavicules ; on ne trouve pas à l'auscultation trace de lésions tuberculeuses.

Système nerveux. — D... dort bien et ne présente nulle part de phénomènes douloureux subjectifs, à part quelques fourmillements dans les cuisses et dans les jambes, — le réflexe rotulien a disparu des deux côtés, on ne peut provoquer le réflexe plantaire, — les pupilles sont égales et le réflexe pupillaire est conservé. Enfin, quand il est ému pour une cause quelconque, il bredouille assez fort en parlant.

Appareil musculaire. — Dans la station debout, le corps du malade est à peu près rectiligne sans ensellure exagérée; les deux pieds, grâce à leur déformation, ne présentent que des points d'appui très défectueux, cependant D... marche sans trop de peine avec l'allure spéciale des individus atteints de pied bot double, c'est-à-dire en faisant décrire alternativement un demi-cercle à chaque jambe, pour ramener en avant le pied postérieur.

Quand on fait tenir le malade debout longtemps, les tremblements fibrillaires des muscles de la cuisse lui rendent la station difficile; en outre, il se plaint de descendre les escaliers avec une certaine peine et de ne pas pouvoir se conduire facilement dans l'obscurité. Par moment les triceps fémoraux se relâchent et le malade s'affaisse; il est alors obligé de se tenir aux objets environnants et craint de s'aventurer seul un peu loin de chez lui; étant assis, il se relève cependant facilement et se rassied dans son lit étant couché, sans faire aucun effort exagéré.

Face. — La face est assez mobile et l'expression conservée ; les lèvres ne sont pas grosses, et le malade siffle facilement; les yeux sont ouverts également et se ferment complètement. Quand le malade rit, le pli naso-jugal se creuse faiblement, cependant les différentes rides se dessinent bien et il ne semble pas qu'il y ait d'atrophie des muscles de la face. La langue ne paraît pas atrophiée et la déglutition n'a jamais été gênée.

Tronc. — Tous les mouvements de la tête sont possibles, et ni les muscles de la nuque, ni ceux de la partie antérieure du cou ne présentent de diminution de volume appréciable.

Membres supérieurs. — Bras droit. Les muscles du moignon de l'épaule sont atrophiés, les sus-et sous-épineux moins que le deltoïde, dont il ne semble rester presque rien, et au travers duquel on arrive à sentir très facilement les surfaces articulaires. Le malade ne peut pas étendre l'avant-bras sur le bras sans s'aider de la pesanteur; le biceps est très atrophié mais se dessine encore à l'état de corde sous la peau.

L'adduction et l'abduction du bras sont impossibles, il en est de même de l'élévation. L'avant-bras est amaigri, mais moins que le bras, la supination est impossible, la pronation très incomplète; les muscles sont agités de tremblements fibrillaires. La main est amaigrie par comparaison avec l'autre, les espaces interosseux et les éminences ont l'air vidés. A gauche, les muscles du moignon sont également atrophiés, cependant le malade peut encore lever le bras en l'air, mais quand il est ainsi dans l' xtension, le triceps ne suffit plus à le maintenir et le poing retom. e de tout son poids sur l'épaule. Le malade ne peut non plus aller saisir un objet sur l'épaule droite avec la main gauche.

L'avant-bras est beaucoup moins atrophié que l'autre, il en est de même de la main qui paraît sensiblement normale. On remarque d'ailleurs des tremblements fibrillaires dans toute l'étendue du membre. Tronc. Les pectoraux ont légèrement diminué de volume à droite; à gauche le tremblement fibrillaire est cependant plus accusé que dans le pectoral droit; les autres muscles de la face antérieure du tronc (abdomen) ne semblent pas altérés. A la face postérieure, le scapulum du côté gauche fait une saillie beaucoup plus considérable que celui de droite, sous lequel le sous-scapu-

laire semble avoir disparu. Les espaces intercostaux (grand dentelé, etc.) semblent également plus vides à droite. Les muscles des gouttières vertébrales et de la masse sacro-lombaire ne semblent pas avoir été atteints, les muscles fessiers sont également encore assez volumineux.

Membres inférieurs. — Les cuisses présentent encore un volume assez considérable, le malade raconte cependant qu'elles ont notablement diminué depuis quelque temps; en outre, toute la masse musculaire du triceps et le couturier sont constamment agités par des tremblements fibrillaires qui s'exagèrent sous l'influence du moindre choc, ces tremblements sont plus accentués à gauche; en outre, nous avons déjà signalé cette faiblesse des triceps qui les empêche de maintenir longtemps leur contraction et qui fait que le malade s'affaisse de temps à autre sur ses jambes. Les jambes sont amaigries, la peau est froide, rugueuse, les masses musculaires semblent avoir disparu en grande partie; mais il ne faut pas oublier que nous nous trouvons ici en présence des lésions datant de la paralysie infantile et qu'il est fort difficile, pour ne pas dire impossible, de distinguer au milieu de cette destruction, si le processus atrophique a joué ici un rôle quelconque dans ces derniers temps.

Suivent des mensurations qui indiquent une différence de 2 centimètres en moyenne, en faveur du côté gauche pour le membre supérieur; au membre inférieur, la différence n'est que d'1 centimètre.

Sensibilité. — Le malade nous dit qu'il ne s'est jamais aperçu d'aucun trouble du côté de la sensibilité; il n'a jamais ressenti d'autres phénomènes subjectifs que des fourmillements dans les masses musculaires en voie d'atrophie. Nous avons exploré avec soin la sensibilité avec une épingle, avec un corps froid, sans l'avoir nulle part trouvée en défaut.

L'exploration avec le compas de Weber montre que les chiffres trouvés se rapprochent plutôt des valeurs maxima rencontrées par nous sur des sujets sains.

Etat de la nutrition. — Parallèlement à cette étude de la sensibilité, nous avons recherché avec soin, la trace de troubles trophiques; nous n'en avons rencontré aucun; cependant le malade se plaint d'avoir l'hiver des engelures et des taches bleues sur la peau des jambes; quoiqu'il en soit de ce point spécial, et en l'absence de toute lésion de la peau autre qu'une certaine sécheresse, nous avons examiné la température en différents points des membres. La température du côté le plus atrophié (épaule droite) est sensiblement inférieure à celle du côté droit opposé.

Exploration électrique. — Nous ne rapportons pas toute l'exploration soigneusement notée dans l'observation : la réaction de dégénérescence est manifeste sur un certain nombre de muscles, et d'autres, en grand nombre, ont donné :

$$\text{An. f. s.} < \text{Ka. f. s.}$$

ce qui montre que la lésion, si elle n'a pas atteint son maximum, possède déjà une certaine intensité.

OBSERVATION XVI

(Rendu, *Leçons de clinique médicale*, II, p. 303)

Paralysie infantile vers l'âge de 5 ans. — Atrophie musculaire progressive survenue à 41 ans, ayant débuté par le deltoïde du côté opposé. — Tuberculose aiguë.

Il s'agit d'un homme entré à l'hôpital présentant une maladie aiguë fébrile; depuis trois semaines il a des frissons, de la fièvre à redoublements vespéraux, de l'oppression et des sueurs nocturnes, il a maigri et perdu l'appétit; son apparence est celle d'un typhique. Mais il suffit de quelques instants d'examen pour se convaincre que ces symptômes aigus, masquent une affection chronique de vieille date.

L'an dernier, en effet, j'ai eu l'occasion de soigner déjà ce malade, pour une atrophie du deltoïde gauche, survenue assez rapidement, et presque sans douleur. L'impotence fonctionnelle remontait à quatre ou cinq mois, et avait été attribuée à un rhumatisme de l'épaule.

Ce n'est pas tout. Antérieurement à ces accidents scapulaires, ce malade avait une infirmité qui remontait presque à son enfance et qui s'était produite tout à fait dans les premières années de sa vie. Il avait un pied bot du côté droit, et une atrophie musculaire de la jambe correspondante.

Voilà donc, chez le même malade, une association de symptômes et de lésions très différentes. Pour apprécier convenablement les phénomènes actuels, il y a lieu de déterminer au préalable, la signification des accidents antérieurs, et de se demander :

1° Quelle est la valeur du pied bot ;
2° Quelle est celle de l'atrophie deltoïdienne.

Le pied bot est très prononcé et appartient à la variété dite varus équin. Il existe une rétraction considérable de la voûte plantaire en dedans, et son redressement est impossible. Le tendon d'Achille est également rétracté, et entraîne en haut et en arrière la région calcanéenne. Il en résulte une inflexion permanente du bord externe qui est devenu inférieur, tandis que la plante du pied regarde en dedans. Quand le malade se tient debout, il repose sur le bord externe du pied, et sur le moignon formé par les articulations métatarso-phalangiennes. En ce point, existent de nombreuses callosités, et les orteils, incapables de se redresser, sont en flexion forcée.

Indépendamment de ces déviations articulaires, il existe des troubles trophiques de longue date. Un mal perforant occupe depuis des années, le moignon métatarso-phalangien, et autour de l'ulcération, les téguments sont complètement anesthésiques. Les ongles sont incurvés, striés et malades ; la peau du dos du pied est indurée, lisse violacée, intimement adhérente au tissu sous-jacent, comme dans certaines formes de sclérodermie. Elle est habituellement plus froide que la région correspondante du pied gauche, et se couvre souvent de sueur. La sensibilité de toute cette région est médiocre : le malade a une sensation constante d'engourdissements et de fourmillements ; dans le lit, la jambe devient brûlante et sa température dépasse manifestement celle de sa congénère, il y a donc un certain degré de paralysie vasomotrice.

Les troubles de nutrition ne se bornent pas au pied malade. Tout le membre correspondant participe à l'atrophie.

Les muscles du mollet ont à peu près disparu, leur absence est masquée par l'adipose du tissu sous-cutané, mais on se rend aisément compte que l'élément musculaire est très réduit. Il s'ensuit des troubles fonctionnels très accentués, la perte de la contractilité faradique est absolue et les réflexes tendineux sont nuls de ce côté.

Enfin, l'articulation du genou est également altérée; il existe une fausse ankylose et un certain degré de rétraction du jarret ; les mouvements de la jointure provoquent des craquements; les cartilages articulaires sont évidemment dépolis, bien qu'il n'y ait pas trace d'hydarthrose.

Cet ensemble de symptômes indique manifestement une lésion atrophique de vieille date, portant de préférence sur le groupe musculaire antéro-externe de la jambe : les déformations osseuses et articulaires en sont la conséquence secondaire.

Ce n'est pas là, à proprement parler, un pied bot congénital. Bien que la lésion remonte aux premières années de la vie, elle n'existait pas au moment de la naissance, le malade est très affirmatif sur ce point. Il nous raconte que, vers l'âge de cinq ans, il eut une maladie fébrile, suivie d'une paralysie d'abord générale, puis localisée à la jambe droite. Cette description est assez précise pour nous permettre d'affirmer, avec de grandes chances de probabilité, qu'il s'est agi d'une myélite aiguë des cornes antérieures, laquelle a laissé des lésions persistantes au niveau du renflement lombaire.

Cette infirmité n'a d'ailleurs altéré en rien la santé générale de cet homme. Jusqu'à l'âge de quarante quatre ans, il a joui d'une santé parfaite, exerçant un métier sédentaire (il est cordonnier), et n'ayant jamais eu de rhumatismes, malgré les conditions défectueuses du logement qu'il habitait. C'est à cette date qu'est survenue l'atrophie musculaire de la région deltoïdienne, dont je dois maintenant vous parler.

Le début des phénomènes atrophiques a été des plus insidieux. Quelques douleurs sourdes de l'épaule gauche, exagérées quand le malade faisait des efforts soutenus ou se fatiguait plus qu'à l'ordinaire, ont été le seul trouble fonctionnel ressenti pendant des mois. Mais la difficulté des mouvements de l'épaule faisait des progrès continus, et bientôt le malade eut de la peine à écarter le bras gauche du corps; il s'aperçut en même temps que le moignon de l'épaule maigrissait. C'est à cette époque, l'an dernier, qu'il est venu se faire soigner une première fois dans mon service. Je lui trouvai une atrophie manifeste et déjà avancée du deltoïde, des muscles de la fosse sus-épineuse et du grand dorsal, laquelle contrastait avec la vigueur du biceps, du triceps et du trapèze; le méplat de la région deltoïdienne était très accusé et les mouvements qui nécessitaient la mise en jeu du deltoïde étaient impossibles. La contractilité faradique des muscles malades n'était pas absolument abolie, mais peu s'en fallait : et quand on faisait exécuter des mouvements volontaires ou provoqués de l'épaule, on voyait se produire ces petites contractions fibrillaires qui indiquent toujours la dégénérescence musculaire.

Le diagnostic, à cette date, méritait d'être discuté, car en dehors des muscles du moignon de l'épaule, tout le système musculaire de cet homme était complètement intact. Or, on pouvait songer, en présence d'une lésion ainsi localisée, à plusieurs hypothèses.

Le rhumatisme du deltoïde amène parfois, à la longue, la dégénérescence fibreuse du muscle, surtout quand il s'y est joint une inflammation de la bourse séreuse sous-deltoïdienne. Mais cette affection a une toute autre allure. La synovite sous-deltoïdienne est une manifestation aiguë, extrêmement douloureuse, qui dure à l'état d'acuité pendant une ou deux semaines ; or, ici, l'affection a complètement été indolente. Cette différence est capitale.

D'ailleurs, presque jamais, en cas de rhumatisme deltoïdien, l'atrophie musculaire n'est aussi prononcée ; enfin, elle reste circonscrite au deltoïde, tandis qu'ici le grand dorsal et les muscles rotateurs de l'humérus étaient également touchés.

On ne pouvait pas davantage songer à une périarthrite scapulo-humérale. En pareil cas, l'atrophie est consécutive à l'ankylose articulaire et celle-ci est persistante. Or, chez notre malade, il est facile de démontrer que l'articulation est libre et qu'il n'y a pas de trace d'ankylose. L'omoplate ne suit pas les mouvements imprimés au bras ; nous ne devions donc pas nous arrêter à cette hypothèse.

Une névrite locale du nerf circonflexe donne lieu parfois à des accidents atrophiques strictement limités au deltoïde et qui ressemblent singulièrement à ceux que nous constatons chez cet homme. Mais cette affection est presque toujours consécutive à un traumatisme ou à un refroidissement et elle se traduit par des douleurs névralgiques paroxystiques qui donnent à la maladie, dans ses premières phases, une physionomie toute particulière. La supposition d'une névrite de ce genre n'était pas non plus admissible.

Restait, par exclusion, l'hypothèse d'une atrophie musculaire d'origine spinale, et c'est à cette idée que je m'étais rallié, d'abord parce que dans le type scapulo-huméral de l'atrophie progressive, le deltoïde est fréquemment atteint l'un des premiers, en second lieu parce que le grand dorsal et les muscles sus-épineux et petit rond participaient aux lésions dégénératives.

Ce que nous constatons aujourd'hui justifie pleinement mon diagnostic de l'année passée. En effet, depuis cette époque, les accidents ont marché et l'atrophie s'est étendue à de nombreux groupes de muscles. Le triceps et le biceps, qui alors étaient intacts et vigoureux, sont complètement atrophiés, et le malade est sans force pour fléchir le bras gauche.

Par contre, les muscles de l'avant-bras ont conservé leur relief et paraissent sains. Dans la région scapulaire, non seulement les muscles rotateurs de l'humérus sont touchés, mais aussi le grand dorsal, le grand rond, le rhomboïde et les faisceaux inférieurs du trapèze. Le grand pectoral commence à s'amincir et participe très certainement à la dégénérescence. Les groupes des muscles thénar et hypothénar de la main gauche ont également subi une diminution notable. Et remarquez qu'il ne s'agit pas là d'un simple amaigrissement lié aux mauvaises conditions de la santé générale : C'est bien un travail atrophique qui se localise successivement à certains groupes de muscles en respectant les autres ; en sorte que le contraste est saisissant entre les parties restées saines et celles malades. Voyez le bras gauche de cet homme, il est mou, languissant et retombe inerte sur les côtés du corps; découvrez le membre inférieur correspondant; c'est celui d'un athlète.

Il n'y a donc aucun doute à avoir : l'affection dont nous constatons les stigmates a les caractères d'une atrophie musculaire progressive, à début anormal et à évolution insolite, ressemblant au type scapulo-huméral de Duchenne. Jusqu'à présent, elle paraît exlusivement limitée au nombre supérieur gauche et aux muscles du tronc du côté correspondant, sans que le membre supérieur droit en ait éprouvé la moindre atteinte.

Outre l'atrophie, qui est le symptôme capital, il existe d'autres troubles nerveux concomitants. Je veux parler d'un tremblement très marqué qui occupe non seulement la région correspondante aux muscles atrophiés, mais qui tend à se généraliser. Ce tremblement n'existait pas l'an dernier, il est de date récente. Il est surtout marqué au bras gauche, et là, il affecte les caractères de celui de la paralysie agitante, c'est-à-dire qu'il est continu et spontané, s'exaspérant sous l'influence des mouvements volontaires. A la jambe gauche, le tremblement spontané n'existe pas, mais il reparaît dès que le malade exécute un mouvement voulu, sous la forme d'une trépidation épileptoïde qui s'exagère quand on redresse brusquement le dos du pied. Cette exagération de la réflectivité plantaire détermine de l'incertitude dans la marche et une certaine titubation.

L'analyse de ces phénomènes montre qu'à côté du processus atrophique, le système musculaire est le siège d'une excitabilité anormale qui tient vraisemblablement à l'altération commençante de la fibre contractile, et probablement aussi à un certain degré d'irritation de la moelle et des racines motrices.

Il est à remarquer cependant qu'il n'y a aucune trace de contracture, ni même de crampes, ce qui exclut presque complètement l'hypothèse d'une sclérose latérale amyotrophique, et que d'autre part les réflexes tendineux sont supprimés. Nous ne trouvons pas non plus les douleurs spinales et la sensation de constriction lombaire qui accompagnent ce genre de myélite. Il est donc probable que le tremblement ainsi que la trépidation épileptoïde de la jambe, sont plutôt en rapport avec les lésions dégénératives musculaires. Je crois qu'on doit les considérer comme des phénomènes paralytiques et non comme des phénomènes spasmodiques.

La parésie musculaire et l'impotence fonctionnelle coïncident fréquemment, en effet, avec l'exagération de la réflectivité de la moelle.

L'intérêt du malade ne réside pas seulement dans l'analyse des symptômes morbides, mais surtout dans les conditions étiologiques qui ont précédé leur apparition. On peut se demander si l'influence du froid humide et d'une existence pénible constamment sédentaire n'ont pas été pour beaucoup dans le développement des accidents ; mais ce ne sont là que des causes accessoires. Le point étiologique de beaucoup le plus important est le lien qui existe entre l'atrophie actuelle et l'ancienne paralysie infantile.

Observation XVII

Seeligmüller, *Jarbuch f. Kinderheilkunden*, 1877, in thèse de Sterne.)

Oscar S..., dix-huit ans, fut atteint de fièvre scarlatine à l'âge de trois ans, à la suite il eut des douleurs dans le membre inférieur gauche, qui, quatre semaines plus tard, était paralysé. Il passa deux ans au lit sans pouvoir remuer la jambe et put marcher grâce à un appareil prothétique.

Etat actuel, 12 mars 1878. — Homme maigre, facies souffrant.

La jambe gauche est complètement atrophiée et raccourcie, elle semble être un rudiment à côté de la jambe droite.

La partie inférieure de la jambe a un aspect bleuâtre ainsi que les orteils qui sont froids. Sensibilité normale.

Mollet gauche.	21 centimètres
Mollet droit.	34,5

Cuisse gauche, à un travers de main au-dessus du bord supérieur du genou :

A gauche	23,5
A droite	13

Le psoas iliaque est le seul muscle du membre inférieur gauche qui fonctionne.

Le membre inférieur droit semble avoir un volume normal. On y remarque du tremblement et des mouvements fibrillaires analogues à ceux que l'on voit se produire dans l'atrophie musculaire.

Il y a de l'hyperesthésie, sous l'influence de l'électricité les mouvements fibrillaires augmentent.

Le malade se plaint de fatigue douloureuse et de violentes crampes dans les mollets se déclarant surtout la nuit et augmentant par le mouvement.

L'exagération du réflexe patellaire et du phénomène du pied ont notablement augmenté à droite. Aussitôt que le malade appuie sur la pointe du pied droit à terre, il se produit un tremblement très fort.

Le malade réclamait le traitement par l'électricité qui lui procura de l'amélio[illegible]n du membre inférieur gauche, mais augmenta les tremblements et les secousses dans la jambe droite.

Le 9 avril 1878, on cessa tout traitement électrique et on le mit au repos absolu.

Aucun chargement favorable ne s'étant produit jusqu'au mois de mai, on lui fit un traitement galvanique central, séances de dix minutes avec quinze à vingt grands éléments de Siemens-Remak. On applique le pôle positif à la dernière vertèbre sacrée et le pôle négatif aux vertèbres cervicales.

On continue ce traitement quatre fois par semaine, pendant cinq semaines sans résultat.

Le malade fut ensuite obligé de garder le lit pendant plusieurs jours, à cause de douleurs abdominales.

Il fut envoyé à la campagne et on cessa tout traitement.

Il est probable qu'il y a chez cet homme de la sclérose latérale amyotrophique ; le tremblement fibrillaire, les crampes, l'exagération des réflexes sont des symptômes que l'on rencontre dans cette affection.

Observation XVIII

(Seeligmüller, *in* thèse de Sterne.)

Guillaume W..., vingt-neuf ans, maître d'école, a depuis sa première enfance, de la paralysie du bras droit.

A l'âge de dix ans, il fit une chute sur le bras paralysé dont il a conservé une déformation du coude.

Il apprit cependant à écrire et joue du piano et de l'orgue.

Il avait remarqué que la main droite se refroidissait plus vite que la gauche.

Au mois d'avril il se coucha pendant quelques heures sur la terre pendant une nuit froide, peu après il remarqua une faiblesse extraordinaire et un tremblement dans la main droite.

Ces symptômes s'exagèrent les jours suivants à la suite de travaux manuels.

Aucun trouble de l'intelligence ni de la sensibilité. Etat actuel : 12 juin 1878, c'est un homme solide et bien musclé.

Le membre supérieur droit est très atrophié. La main droite ressemble à une main de femme, la gauche à une main d'ouvrier.

L'humérus droit mesure 29 centimètres, le gauche 32 centimètres. Longueur de l'avant-bras droit 24 cm. 5 ; gauche, 28 cm. 2. La paroi antérieure du thorax mesure en largeur, à droite 15 centimètres, à gauche 18 centimètres, depuis le milieu du sternum jusqu'au creux axillaire.

Circonférence de l'avant-bras droit, 27 centimètres, gauche, 33 centimètres ; circonférence du bras droit, 22 centimètres ; gauche, 29 centimètres.

Le deltoïde droit a disparu, le tiers supérieur du bras est très amaigri, les deux tiers inférieurs et l'avant-bras sont moins atrophiés.

L'extension de l'avant-bras peut se faire, on sent que l'olécrâne est bien plus petit que normalement.

Les mouvements de pronation et de supination sont très réduits, le malade ne peut séparer que très peu le bras du thorax.

La force est diminuée dans les mains.

L'atrophie du membre inférieur droit est moins marquée, il y a une différence de 1 cm. 1/2 entre le diamètre des cuisses.

Grosseur du mollet droit 38 cm. 3 ; gauche, 47 cm. 0. Longueur du pied droit 25 centimètres ; gauche, 20 cm. 5. L'excitabilité faradique égale 0 dans le deltoïde, est un peu augmentée dans le biceps et le brachial, et plus forte encore dans les muscles de l'avant-bras.

Il en est à peu près de même de l'excitabilité galvanique.

Comme le malade n'avait pas le temps de suivre un traitement électrique, on lui donna contre le tremblement une solution de bromure d'arsenic et plus tard de la liqueur de Fowler, sans succès d'ailleurs.

Bien plus, peu de temps après, il se plaignit de tremblements dans le bras gauche jusqu'alors sain.

Des essais avec les deux courants électriques pendant quatorze jours ne donnèrent pas grand succès. Depuis, de nombreux mouvements fibrillaires se sont produits dans les muscles des épaules et des bras, la sensation de paralysie augmente et l'affection semble suivre une marche progressive.

Observation XIX

(Seeligmüller, *in* thèse de Sterne.)

H..., négociant, vingt-six ans.

Traîne la jambe depuis son enfance. Ne se souvient pas d'avoir eu de la fièvre ou des crampes.

Jusqu'à seize ans, il pouvait faire de grandes courses.

A dix-sept ans, il fut atteint d'équinisme des deux pieds pour lequel on lui fit une double ténotomie.

A vingt ans, la maigreur de la cuisse gauche fit de grands progrès.

L'excitabilité galvanique et faradique est plus grande dans les muscles du membre inférieur gauche,

Observation XX

(Seeligmüller *in* thèse de Sterne.)

Carl M..., vingt ans, chapelier, prétend avoir de la faiblesse du bras gauche depuis son enfance.

Depuis l'âge de cinq ans, l'atrophie des muscles de l'épaule gauche s'est produite avec des douleurs atroces surtout dans l'omoplate.

L'épaule gauche est complètement déformée. Le deltoïde est presque complètement atrophié. Depuis l'insertion du deltoïde, le bras droit mesure 32 centimètres, le gauche 30.

L'avant-bras droit a 1 cm. 1/2 d'épaisseur de plus que le gauche.

La main droite paraît dans toutes ses dimensions plus grosse et plus forte que la gauche, elle se refroidit plus facilement.

Le pouls est plus faible à gauche qu'à droite. L'excitabilité faradique dans tous les muscles paralysés égale 0.

Observation XXI

(Garbsch, thèse Berlin, 1890 [1].)

Guillaume H..., tailleur, cinquante ans.

Pas d'antécédents héréditaires. A deux ans, paralysie de la jambe droite, qui est restée plus faible et plus maigre que l'autre.

Depuis sa dix-septième année, le malade a remarqué que son dos se courbait, à cause de son métier. Il y a cinq ans, il s'aperçut qu'il pouvait tenir avec peine l'aiguille entre l'index et le pouce. Bientôt il lui fut impossible d'opposer le pouce aux autres doigts. En même temps atrophie de l'éminence thénar et des muscles du

[1] Je remercie M. Van Damm, externe des hôpitaux, qui a bien voulu traduire les deux observations suivantes.

dos de la main. Il ne pouvait plus faire l'adduction du quatrième et du cinquième doigts; cependant la flexion restait intacte.

16 novembre 1889. — La jambe droite du malade a 10 centimètres de moins que la gauche, comme circonférence. Elle est dans l'abduction, le genou fléchi, à cause d'une légère contracture des fléchisseurs de la jambe. Le bassin est incliné plus à droite qu'à gauche.

L'articulation de la hanche a une mobilité exagérée, de telle façon qu'on peut faire mouvoir la cuisse dans toutes les directions. Le tendon d'Achille est raccourci.

Des muscles extenseurs du pied, seul le muscle tibial antérieur a conservé son intégrité.

Abolition du réflexe rotulien.

Sensibilité intacte.

La peau de la jambe droite est froide et cyanosée.

Dans la jambe gauche, on note une certaine faiblesse dans les mouvements de flexion de la cuisse et de l'extension de la jambe.

Réflexe rotulien aboli.

Dans le bras droit, tous les mouvements sont conservés. Pas d'atrophie musculaire.

Au contraire, l'atrophie des petits muscles de la main, thénar, hypothénar et interosseux, est très prononcée; d'où résulte une griffe très caractérisée. Les premières phalanges sont étendues et les autres sont fléchies. Les doigts sont écartés et ne peuvent pas être rapprochés. Les mouvements de flexion sont conservés.

L'opposition du pouce est abolie. Sa dernière phalange est fléchie. Pourtant elle peut être étendue, avec peine. La flexion du petit doigt est conservée. L'adduction et l'abduction sont très difficiles.

Bras gauche intact.

Grande diminution de l'excitabilité électrique dans la jambe droite. Elle est mieux conservée pour la jambe gauche.

On ne peut chercher la réaction de dégénérescence à cause de la longue durée de la paralysie (48 ans). On peut la trouver dans quelques muscles isolés.

L'excitabilité est nulle dans le domaine du nerf crural droit, de l'obturateur, du péronier, à l'exclusion du muscle tibial antérieur.

A gauche, diminution de l'excitabilité électrique dans le domaine du nerf crural et du nerf obturateur.

A droite, on peut trouver des signes de la réaction de dégénérescence dans les petits muscles de la main. Nous trouvons donc ici une atrophie musculaire qui se limite aux muscles de la main droite, surtout dans le domaine de l'annulaire et du médius.

Il est curieux de remarquer que cette atrophie ne s'est développée que dans la main droite.

Pour l'expliquer, on peut invoquer une série de raisons :

Tout d'abord, la maladie initiale a été plus marquée à droite et sous ce rapport, il est remarquable que le patient n'a jamais pu se servir aussi bien de la main droite que de la main gauche; aussi est-il gaucher.

En outre, depuis sa dixième année, il s'est toujours appuyé de sa main droite sur une canne, et il est d'avis que c'est là la cause de son atrophie.

Ceci expliquerait pourquoi seuls les petits muscles de la main sont atteints, et pourquoi, depuis son séjour à l'hôpital, son état s'est amélioré, car il ne se sert plus de sa canne.

Nous ferons observer que c'est un fait connu que la pression répétée sur un muscle et une fatigue exagérée de ce muscle peut y produire une atrophie, telle qu'on en observe dans les parésies professionnelles.

Je suis d'avis que le renflement cervical droit a été, depuis la maladie de l'enfance, un *locus minoris resistentiæ*, et que en second lieu, la cause occasionnelle de l'atrophie musculaire réside dans la pression sur la poignée de la canne et dans l'exercice exagéré des muscles de la main.

Observation XXII

(Garbsch, thèse, Berlin 1890.)

Charles K.... tisseur, quarante-huit ans.

Pas d'antécédents héréditaires. — A trois ans, paralysie

subite de la jambe droite qui l'empêche de marcher jusqu'à sept ans.

Depuis cet âge, il a été obligé de se servir de béquilles, à cause de la faiblesse de cette jambe et du retard dans sa croissance. Malgré cela, le malade a pu travailler jusqu'à il y a trois ans.

A ce moment, le travail est devenu difficile; il avait des crampes et de la douleur dans le bras droit, de sorte qu'il était obligé de s'arrêter de travailler de temps en temps. La faiblesse s'est ensuite généralisée à tout le corps, mais c'est surtout la moitié droite qui était plus faible. Il avait souvent des tremblements violents dans le bras droit.

Etat à son entrée. — La jambe droite est plus courte et moins grosse que la jambe gauche, plus froide et cyanosée. On remarque à la cuisse et dans les muscles de l'abdomen, du tremblement fibrillaire.

Le malade ne peut lever la jambe que si elle est en rotation en dehors.

L'adduction est normale; l'abduction et la rotation en dedans très faibles.

Dans l'articulation du genou, la flexion et l'extension sont conservées.

Dans l'articulation du pied, la flexion plantaire est abolie.

Le bassin est abaissé à droite. La fesse droite est aplatie.

Dans la jambe gauche, tous les mouvements sont conservés; il n'y a que l'extension du pied qui est plus faible.

Pas de troubles de la sensibilité dans les membres inférieurs.

Au bras droit, le muscle deltoïde est fortement développé. Au contraire, le biceps a disparu. L'extension dans l'articulation du coude est donc complètement abolie, tandis que la flexion et les mouvements de l'articulation de l'épaule sont bien conservés.

Bras gauche intact.

Diminution de l'excitabilité électrique dans la jambe droite (nerf crural, à l'exclusion du couturier; nerf péronier et tibial postérieur).

Dans la jambe gauche l'excitabilité électrique dans le péronier et le tibial postérieur est peu diminuée.

Dans le bras droit, l'excitabilité électrique est, en général, un peu diminuée, tandis que le triceps ne réagit pas aux courants même les plus intenses.

Bras gauche : excitabilité normale.

Chez ce malade, la nouvelle maladie a eu son siège du même côté que la paralysie infantile.

Mais ici, seul le muscle triceps est atteint. Pour expliquer cette atrophie d'un muscle presque toujours conservé dans l'atrophie musculaire progressive, nous pouvons rappeler que K .. est tisseur et que son métier l'oblige à des mouvements d'extension de l'avant-bras.

Observation XXIII

(Observation due à l'obligeance de M. le Dr Lannois.)

Etienne G.., vingt-six ans, marchand ambulant, entré à l'Hôtel-Dieu, le 24 juin 1885, dans le service de M. le professeur Lépine.

La mère de ce malade est morte à trente-six ans, de tuberculose pulmonaire.

Son père est vivant et bien portant.

A trois ans, ce malade a eu une paralysie infantile, qui a débuté par des convulsions et de la fièvre, et qui lui a laissé une atrophie considérable du membre supérieur droit. Le bras surtout est atrophié; l'avant-bras l'est beaucoup moins; la main est déjetée sur le bord radial. La force est certainement très diminuée : au dynamomètre, on trouve 10 pour la main droite et 45 pour la main gauche.

A vingt ans, il a eu la fièvre typhoïde. Il affirme n'avoir jamais eu la syphilis. Il y a trois ans, pendant un séjour en Algérie, il but beaucoup d'absinthe pendant six mois; il affirme être plus tempérant depuis son retour en France et ne plus faire d'excès alcooliques.

Il entre à l'hôpital parce qu'il a de la faiblesse du membre inférieur droit, faiblesse qui est apparue de la façon suivante.

Au mois de décembre 1884, pendant qu'il montait des escaliers, il se sentit tout à coup fléchir sur cette jambe, tomba et ne put pas se relever. Il ne perdit pas connaissance. Une demi-heure après, il pouvait marcher sans boiter, ayant simplement un peu de raideur de la jambe.

Au dire du malade, le bras droit a un peu diminué de volume depuis deux ans, de temps en temps, il a des secousses dans ce membre et des crampes dans les doigts.

Depuis plusieurs années déjà, le malade se plaint d'une céphalalgie intermittente, apparaissant surtout le matin, et siégeant du côté droit. Depuis deux mois également, le malade a quelquefois des étourdissements.

Pas de strabisme. Pas de nystagmus.

Pas d'exagération des réflexes.

L'état général est bon.

Il n'y a rien au cœur.

Rien aux poumons.

Pas d'albumine dans les urines.

9 décembre 1892. — Le malade entre de nouveau à l'hôpital. Il a eu, le 2 décembre, un étourdissement, puis chute avec perte de connaissance.

Depuis sa sortie de l'hôpital, il a eu plusieurs fois des accidents semblables, et, chaque fois, l'atrophie paraît avoir augmenté et s'être étendue.

Actuellement le membre supérieur droit est certainement plus atrophié.

Quant au membre inférieur, il n'y a aucun phénomène nouveau de ce côté.

Cependant, il existe maintenant de l'exagération des réflexes, qui n'avait pas été notée en 1885.

6 septembre 1893. — L'atrophie musculaire est surtout frappante pour l'épaule droite et le bras droit.

Le deltoïde a presque complètement disparu, surtout son faisceau externe. Le grand pectoral est nettement atrophié.

Les muscles sus- et sous-épineux, et le grand dentelé sont également atrophiés.

Au bras, l'atrophie est considérable : la circonférence du bras droit a 10 centimètres de moins que le bras gauche.

A l'avant-bras, il existe également de l'atrophie, mais elle est bien moins considérable qu'au bras.

Le membre inférieur droit n'a pas subi d'atrophie notable depuis 1885; cette atrophie porte sur les muscles antérieurs de la cuisse.

Mais un fait nouveau existe, très important à signaler, c'est que l'atrophie a maintenant envahi les muscles de l'épaule du côté gauche. Il y a une chute évidente de cette épaule, atrophie du deltoïde, du sus-et du sous-épineux, et aussi du muscle grand dentelé, de sorte que l'omoplate est détachée du tronc, en forme d'aile.

Enfin, un autre phénomène très curieux consiste en une hypertrophie bien nette du muscle temporal droit, M. le Dr Lannois a vu, à plusieurs reprises, des tremblements fibrillaires dans ce muscle.

Observation XXIV (Bernheim).

Paralysie infantile à onze mois. — Atrophie du membre inférieur droit avec pied bot équin paralytique. — A quarante-sept ans, atrophie musculaire progressive, type Aran-Duchenne, débutant par la main droite, se généralisant graduellement. — Après quatre ans, hémorragie cérébrale mortelle.

Michel B..., quarante-huit ans, vannier, entre à l'hôpital des Cliniques de Nancy, le 20 juin 1887. Il appartient à une famille de sept enfants, dont trois vivent encore, bien portants. Des quatre autres enfants, trois sont morts en bas âge : il ne peut donner aucun renseignement à ce sujet ; le dernier enfant, une fille, est morte il y a six ans, d'une fièvre qui aurait duré un mois. La mère est morte il y a six ans d'un cancer du sein ; il n'a pas connu son père qui est mort d'une maladie de poitrine. Aucun membre de sa famille n'a eu de paralysie.

A l'âge de onze mois, lorsqu'il commençait à marcher, il eut des convulsions à la suite desquelles la jambe et la cuisse droites ne se sont pas développées complètement ; il dit avoir été paralysé dans l'espace d'un après-midi. Le pied est resté varus équin.

Il y a un an, le malade s'aperçut que les mouvements des mains et des doigts ne se faisaient plus comme d'habitude ; il avait du mal à faire ses paniers. Depuis huit mois, il ne peut pas travailler. La main droite s'est prise d'abord, la main gauche un mois après. Depuis six mois, il ne peut plus plier l'avant-bras sur le bras ; depuis environ cinq mois, il ne peut plus élever le bras ; depuis deux mois environ, il ne peut plus étendre les trois derniers doigts de la main gauche. Il ressentit, il y a trois mois, des douleurs comme des piqûres d'épingle dans les deux bras, pendant environ un mois. Ces douleurs n'étaient pas continues et revenaient tous les jours plusieurs heures. Jusqu'il y a trois mois, il marchait avec une canne ; il y a trois mois, il dut en prendre une seconde, à cause de la faiblesse du côté gauche. Depuis ce temps aussi, il a remarqué que sa face se déviait quand il riait. Toutes les autres fonctions sont restées normales.

État actuel (27 juin 1887). — La jambe droite est atrophiée, paralysée, plus courte de 25 centimètres que la gauche, le pied est varus équin.

Membre supérieur gauche. — Les muscles des éminences thénar et hypothénar ont presque complètement disparu ; les reliefs musculaires n'existent plus. Dans la position habituelle de la main, le pouce est rapproché de l'index et ses deux phalanges sont en extension ; l'index est dans l'extension complète. Les trois derniers doigt sont fléchis sur la paume de la main, le petit doigt plus que le médius. Les mouvements d'adduction et d'abduction du pouce sont complètement perdus ; le mouvement d'adduction se fait en deux temps, dont le premier, assez facile, ne produit que l'adduction des deux phalanges, le second ne détermine qu'une adduction très limitée du métacarpien. Le pouce peut être opposé à l'index, et arrive jusqu'au niveau de la seconde phalange du médius, pas plus loin. L'extension et la flexion du pouce et de l'index se font assez bien. Les trois derniers doigts sont en flexion presque complète et ne peuvent être étendus. L'index peut faire ses mouvements d'adduction et d'abduction, mais pas les autres doigts. La main peut être fléchie sur l'avant-bras; la pronation et la supination ne se font pas dans l'avant-bras, mais avec le bras étendu sur l'avant-bras, par la rotation de la tête humérale.

Le malade ne peut fléchir l'avant-bras; si on le fléchit, il retombe immédiatement. Les mouvements d'abduction du bras sont très limités, l'adduction est presque impossible.

Les portions inspiratrices et élévatrices du trapèze se contractent encore, à l'encontre de la partie adductrice qui manque presque complètement. L'omoplate du côté gauche n'est pas parallèle à la colonne vertébrale, moins oblique de haut en bas et de dedans en dehors : le creux sus-épineux est très accentué.

Membre supérieur droit. — Les doigts sont un peu infléchis sur la paume de la main; les deuxièmes phalanges un peu fléchies sur les premières, les troisièmes en extension sur les secondes. Les deux phalanges du pouce sont dans l'extension et le métacarpien est presque perpendiculaire au bord radial de la main. Atrophie de l'éminence thénar un peu moins marquée qu'à gauche. Les mouvements d'extension et de flexion des doigts se font bien. Le pouce se fléchit et s'étend; il peut être opposé à l'index et au médius, mais son bord externe seul peut l'être aux deux derniers doigts.

Le malade peut tenir un porte-plume entre le pouce et l'index, fléchir et étendre la main sur l'avant-bras, faire la pronation et la supination. Il ne peut fléchir ni étendre l'avant-bras sur le bras. Il peut faire le mouvement d'abduction avec l'avant-bras, mais en relevant un peu le moignon de l'épaule et contractant le trapèze. Quand on éloigne le bras du tronc, il peut le rapprocher sans dépasser la ligne axillaire. Le trapèze se contracte; le creux sus-épineux est moins marqué que du côté opposé.

L'omoplate est parallèle à la colonne vertébrale. Les mouvements de rotation du bras en arrière et en dehors sont à peu près abolis.

Le malade couché sur le dos a une très grande difficulté à se relever; pour cela il est obligé de mettre en jeu tous les muscles du dos et de la nuque en se servant de ses bras comme point d'appui.

Il peut étendre, fléchir la tête et la tourner en tous sens.

La commissure labiale droite est un peu remontée et cette déviation s'accentue quand le malade rit. Il peut siffler et souffler ; la langue n'est pas déviée, déglutition normale.

Le membre inférieur gauche n'est pas atrophié et exécute tous les mouvements.

Réaction électrique avec le courant interrompu.

A la main gauche, les faisceaux des fléchisseurs superficiel et profond se contractent ; les muscles de l'éminence thénar ne réagissent plus.

Le long extenseur du pouce et celui de l'index fonctionnent, l'extension des trois derniers doigts est impossible, même avec un courant très fort. Les extenseurs et fléchisseurs de l'avant-bras sur le bras ne se contractent pas, les muscles de l'épaule ne réagissent pas. Au membre supérieur droit, tous les muscles de la main et de l'avant-bras se contractent ; le biceps ne fonctionne plus, les muscles de l'épaule réagissent.

Le malade ne peut approcher avec ses mains aucun objet de sa bouche; pour manger, il est obligé de se plier en deux et de mettre sa bouche sur l'assiette.

Il urine bien, va bien à la selle, quoique sujet à la constipation.

Au dynamomètre, la main droite donne 25, la gauche 0.

La maladie progresse. Le 4 juillet, on constate que les deltoïdes sont atrophiés complètement dans leur moitié supérieure qui n'existe plus, la moitié inférieure persiste des deux côtés et constitue un bourrelet.

Les muscles sus- et sous-épineux sont atrophiés, le grand dorsal paraît aussi atrophié, les sacro-lombaires persistent.

La jambe gauche a diminué de volume.

Contractions fibrillaires et fasciculaires très nettes.

Le 1er décembre. — Etat à peu près stationnaire des membres. Le malade bégaie un peu en parlant. Les orbites sont excavées, les muscles des joues semblent atrophiées uniformément. Prurit.

En mai 1888, le malade se plaint d'une douleur à l'épaule, dans la région scapulaire du cou, cette douleur constrictive augmente quand il tourne la tête à droite. Les muscles cervicaux fonctionnent.

Il ne peut se relever que quand il est dans la position demi-assise.

Quand le corps est incliné en avant, il se redresse bien, les muscles sacro-spinaux sont intacts. Il ne peut écarter les bras du corps qu'en glissant sur les mains. Celles-ci sont bleuâtres.

Il peut faire l'abduction du pouce, mais non l'opposition, les phalanges sont infléchies sur le métacarpe. Desquamation au niveau des deux jambes, démangeaison du cuir chevelu.

La jambe gauche maigrit. En novembre 1889, il peut encore la fléchir ; les mouvements du pied et des orteils persistent.

Les pectoraux et les grands dorsaux ont disparu. Contractions fibrillaires.

Le malade reste couché, incapable de rien faire, assis dans son lit, il peut se pencher en avant, mais se redresse avec difficulté. La santé générale est bonne.

Le 24 août 1890, se déclare une complication cérébrale. A midi, le malade est pris de vomissements, il ne répond plus aux questions ; les selles et urines sont involontaires.

Le 25, on constate une résolution musculaire complète, une déviation de la tête à droite. Le 26, strabisme divergent de l'œil gauche. Pupille gauche plus dilatée que la droite. Commissure labiale tirée vers la gauche. Baillement et mâchonnement. Pouls régulier égal à 84. Râles trachéaux et sous-crépitants dans les deux bases. Sensibilité conservée à la face, paraissant diminuée du côté droit sur le corps et l'abdomen. Intelligence obtuse.

27 août. — Coma, respiration stertoreuse, face cyanosée. Accélération paralytique du pouls. Mort le 28.

Autopsie. — Cerveau : un vaste foyer hémorragique est creusé dans le lobe frontal gauche dont il occupe toute la partie externe et postérieure jusqu'au niveau des pédoncules cérébraux en arrière ; ce foyer mesure 10 centimètres transversalement, 8 centimètres d'avant en arrière, et 3 centimètres de profondeur ; le corps strié intact forme la paroi supérieure de la cavité dans laquelle flottent les lambeaux de la substance cérébrale détruite ; la substance grise des circonvolutions frontales est intacte. Au devant de l'extrémité antéro-interne de la pointe sphénoïdale, le foyer s'est ouvert par un orifice large comme une pièce de deux francs, et un vaste épanchement sanguin avec des caillots couvre la surface du cerveau depuis l'origine de la scissure sylvienne jusqu'au chiasma, au niveau de la protubérance et du bulbe; ces caillots se continuent dans une grande étendue sur la face externe du cerveau.

Examen de la moelle fait par M. le professeur Baraban.

La moelle n'est pas examinée à l'état frais ; elle est durcie dans le bichromate, puis dans l'alcool et incluse dans le collodion à cause de sa grande friabilité. Les coupes sont colorées avec le carmin boracique aqueux, puis décolorées dans l'alcool absolu, légèrement acidulé à l'acide chlorhydrique, lavées à l'alcool et montées dans le baume de Canada.

La pie-mère spinale présente des particularités que l'on peut rapporter vraisemblablement à des modifications de la nutrition dépendant des lésions médullaires, plutôt qu'à l'existence d'une inflammation proprement dite.

Il faut noter en premier lieu une abondance exceptionnelle de cellules pigmentaires dans toute la longueur de la moelle et dans les cloisons principales émanées de la membrane pour accompagner les vaisseaux.

En second lieu il y a une quantité considérable de noyaux entre les différents faisceaux et plans conjonctif de la pie-mère. Ces éléments ne se trouvent pas uniformément répartis ; ils forment parfois des agglomérations assez grandes, principalement dans le voisinage des vaisseaux; ailleurs ils sont entraînés sur deux ou trois rangs ; plus loin ils apparaissent relativement rares. Mais quelles qu'en soient les disposition et les proportions, on les trouve partout plus nombreux que dans une moelle normale. Peut-être sont-ils plus abondants dans les régions supérieures du rachis qu'en bas.

L'origine de ces noyaux est difficile à apprécier. Quand on ne considère que les traînées situées entre les faisceaux conjonctifs, on peut les attribuer à la multiplication des cellules plates situées à leur surface, mais lorsqu'il s'agit de ces groupes volumineux qui entourent certains vaisseaux, on est porté à faire intervenir une active diapédèse, indépendamment de la multiplication des éléments sur place.

Moelle épinière proprement dite. — L'axe gris examiné à l'œil nu montre dans la région cervicale un volume moindre que normalement, ce qui s'établit par comparaison avec une mœlle saine; car les cornes sont aussi réduites l'une que l'autre, sauf dans la région lombaire où une différence considérable existe entre la corne antérieure droite qui est fortement atrophiée et la corne antérieure gauche qui possède en apparence ses dimensions habituelles.

Au microscope, les cellules nerveuses ont à peu près totalement disparu dans les cornes antérieures au niveau de la portion cervicale de la moelle; celles qui restent avec l'aspect normal sont au nombre de une ou deux par préparations; les autres sont petites, granuleuses, sans prolongements; ce sont de petites masses arrondies composées d'un noyau qui semble parfois avoir perdu l'apparence vésiculeuse, et d'une substance protoplasmique chargée de pigment.

Dans la région dorsale, on en trouve çà et là quelques-unes qui paraissent saines. A la région lombaire les cellules normales deviennent graduellement plus nombreuses du côté gauche, tandis que la corne droite en est presque complètement dépourvue jusqu'au *filum terminale*; en plein renflement lombaire, surtout un peu au-dessous, la corne gauche est absolument semblable à une corne normale,

Les cellules de la colonne de Clarke ne paraissent avoir subi aucune altération, pas plus que celles qui se rencontrent çà et là dans l'épaisseur des cornes postérieures.

Le stroma des cornes antérieures contient une quantité de corps amyloïdes et de noyaux inclus dans une substance finement fibrillaire. Les corps amyloïdes sont plus nombreux dans la corne lombaire antérieure droite, tandis que les noyaux de la névroglie y sont moins nombreux.

La différence est surtout sensible si on la compare à une corne antérieure de la région cervicale : ici pas de corps amyloïdes et beaucoup de noyaux. De plus cette corne lombaire est beaucoup moins vascularisée que les cornes des régions supérieures. Les tractus radiculaires qui vont des cornes antérieures à la périphérie de la moelle sont à peine prononcés, sauf à la corne lombaire qui est, ici encore, peu différente d'une corne saine.

En résumé, les lésions de l'axe gris consistent essentiellement dans la disparition ou l'atrophie des cellules des cornes antérieures; ces lésions sont très intenses et bilatérales dans les régions supérieures; elles semblent diminuer un peu dans les régions moyennes; puis elles deviennent unilatérales à la région lombaire. Ici la lésion ne doit pas être contemporaine de celles situées plus haut, puisque les caractères histologiques sont un peu différents.

Les cordons blancs postérieurs sont sains d'un bout à l'autre de la moelle, sauf toutefois un léger degré de sclérose dans la couche sous jacente à la pie-mère. Cette sclérose se traduit par un peu d'épaississement des couches conjonctives, consécutif à l'irritation méningée. On voit aussi quelques corps amyloïdes dans la couche sclérosée; ils augmentent de quantité au renflement lombaire, et à ce niveau la sclérose méningée est aussi plus accentuée. Les portions centrales de ces cordons sont normales.

Il n'en est pas de même des cordons antéro-latéraux. Ceux-ci présentent comme les précédents une zone sous-pie-mérienne sclérosée dont les altérations ne peuvent être mises que partiellement sur le compte de l'irritation des méninges, car le degré de sclérose y est plus prononcé que dans les cordons postérieurs, à en juger par l'épaisseur plus grande des cloisons de la névroglie. En outre, cette sclérose s'étend plus profondément vers l'axe gris; elle ne l'atteint pas dans la région cervicale, mais elle y arrive dans les régions dorsale et lombaire. Il serait difficile toutefois de dire exactement le point où cette lésion envahit ainsi la presque totalité des cordons antéro-latéraux, car elle ne s'établit que graduellement et n'est complète pour ainsi dire nulle part. Si l'on l'examine, par exemple, à la région dorsale, on y trouve un système de cloisons très épaisses qui circonscrivent des espaces où sont logées des fibres à myéline très bien conservées; quelques-unes même paraissent hypertrophiées. D'autres fibres sont situées dans l'épaisseur même des cloisons et sont alors souvent très fines, presque réduites au cylindre-axe. Vers la région lombaire, la sclérose paraît moins accentuée dans les cordons antérieurs que dans les latéraux. En outre, le cordon antéro-latéral droit est affaissé à un degré notable au point d'augmenter l'asymétrie existant déjà par le fait de l'atrophie de la corne. Dans tous ces points, le nombre des corps amyloïdes semble être en raison directe du degré de sclérose.

Racines nerveuses. — Parmi les antérieures, il en est de rares qui ne présentent pas grandes modifications. Dans d'autres, les noyaux conjonctifs sont manifestement plus nombreux que dans une racine saine, sans qu'on puisse affirmer qu'il y ait lésion des fibres nerveuses existantes ; seulement beaucoup de fibres ne sont plus représentées que par des gaines vides, le plus souvent rapetissées. Dans une troisième catégorie de racines, on trouve, à côté de fibres saines, des tubes nerveux énormément dilatés, à contours irréguliers, remplis par une substance finement grenue, pâle, colorée très légèrement en rose par le carmin et logeant des noyaux plus ou moins nombreux. On n'y voit plus trace du cylindre-axe, mais la myéline semble y être représentée par quelques granulations jaunes.

Les racines postérieures ne sont pas complètement normales, mais leur altération paraît être de même ordre que celle des couches sous-jacentes à la pie-mère des cordons postérieurs ; elle consiste dans l'existence d'une proportion considérable de noyaux conjonctifs, sans hyperplasie fibreuse. Cette lésion n'existe du reste que dans les couches superficielles et seulement dans les points où leur revêtement méningé présente lui-même des signes d'irritation.

Le nerf cubital examiné histologiquement présente des gaines vides et affaissées entre les fibres restées saines qui sont encore fort nombreuses, de sorte qu'il faut quelque attention pour découvrir les fibres disparues.

Les muscles de l'hypothénar examinés ont leurs fibres fortement atrophiées, réduites pour la plupart à 10 et 5 micromètres de diamètre. Le sarcolemme semble faire corps avec le tissu conjonctif interstitiel légèrement épaissi. Entre cette enveloppe et la substance contractile se voit généralement un espace clair plus ou moins considérable, dans lequel on aperçoit parfois un ou deux noyaux. Quelques fibres restées normales con [illegible] dimension, présentent un état particulier de leurs fibrilles centrales.

Cet état se traduit sur des coupes transversales par un aspect plus granuleux du centre de la fibre, le plus souvent suivant une forme étoilée, en sorte que les fibrilles y paraissent plus écartées les unes des autres ou si l'on veut raréfiées. Les fibres musculaires qui entrent dans la composition des faisceaux névro-musculaires paraissent avoir résisté à l'atrophie plus que celle des faisceaux ordinaires. Les filets nerveux intra-musculaires ont à peu près leur aspect normal.

RÉSUMÉ

des Observations

DE FORMES CHRONIQUES

Formes chroniques.

Nos AGE PROFESSION	NOM DES AUTEURS	AGE auquel s'est produite la paralysie infantile	AGE auquel s'est produite l'atrophie musc. progr.	LOCALISATION de la paralysie infantile	LIEU DE DÉBUT de l'atrophie progressive	MARCHE DE L'ATROPHIE	REMARQUES
VII. 18 ans H. Corroyeur.	Carrieu.	6 mois.	16 ans.	Membre supérieur gauche, un peu le membre inférieur.	Épaule et bras droits. Type Erb.	Muscles postérieurs de l'épaule droite. Éminence thénar.	4 mois après, marche progressive. Contractions fibrillaires dans le deltoïde et le grand pectoral.
VIII 18 ans. H.	Carrieu.	6 mois.	15 ans.	Membre supérieur gauche. Un peu le membre inférieur gauche. 6 moins élevée. Diminution considérable de la contractilité électrique.	Épaule et bras droits. Type Erb.	Muscles de l'épaule droite, éminence thénar. Pas d'altération sensible de la contractilité électrique.	4 mois après, marche progressive, secousses dans les membres inférieurs
IX. 19 ans. H. tanneur. Grande dépense de force pour le bras droit.	Raymond.	6 mois.	19 ans.	Jambe et bras gauches. Pied bot équin.	Bras droits, jambe droite.	Contractilité électrique normale. Mouvements fibrillaires.	
X. 18 ans. H. Employé de commerce courses très fatigantes.	Quinquaud.	3 ans.	14 ans	Muscles du pied gauche.	Main droite. Type Aran-Duchenne.	20 mois après, la jambe droite se prend. Réaction électrique diminuée. Mouvements fibrillaires.	Mort de tuberculose pulmonaire.
XI. 19 ans. H.	Pitres. Cité par Ballet et Dutil.	4 ans.	16 ans.	Membres inférieurs.	Membres inférieurs.	Tronc, membres supérieurs.	Excitabilité électrique assez bien conservée. Mouvements fibrillaires.
XII. 39 ans. H. Professeur.	Oulmont et Neumann.	11 mois.	20 ans.	Hémiplégie droite ayant disparu à l'âge de 3 ans	Membre supérieur droit. Marche rapide atrophiée, complète en six mois.	A 28 ans, dérivation latérale du rachis, la jambe droite se prend à 34 ans.	Rien à gauche. La contractilité électrique est conservée partout.
XIII. 23 ans. H. Employé de commerce. A été comptable.	Oulmont et Neumann.	3 ans.	22 ans.	Jambe droite.	Jambe et main droites.	Membres supérieurs et inférieurs gauches.	Contractilité électrique conservée. Contractions fibrillaires.
XIV. 44 ans. H. fossoyeur.	Sterne.	?	43 ans.	Membre inférieur gauche. Pied plat.	Membres inférieurs.	Épaule, membres supérieurs.	Contractions fibrillaires.

Formes chroniques.

Nos AGE PROFESSION	NOM DES AUTEURS	AGE auquel s'est produite la paralysie infantile	AGE auquel s'est produite l'atrophie musc. prog.	LOCALISATION de la paralysie infantile	LIEU DE DÉBUT de l'atrophie progressive	MARCHE DE L'ATROPHIE	REMARQUES
XV. 40 ans. H. bijoutier. Fracture du bras droit.	Rémond.	2 ans.	36 ans.	Pied bot varus équin à droite.	Bras, épaule droite. Type scapulo-huméral.	Épaule et bras gauches Membre inférieur gauche.	Tremblement fibrillaire Abaissement de la température.
XVI. 45 ans. H. Cordonnier.	Rendu.	5 ans.	45 ans.	Pied bot à droite.	Deltoïde gauche. Type scapulo-huméral.	A gauche muscles scapulaires et dorsaux Thénar et hypothénar. Contractions fibrillaires.	Rien à droite. Tuberculose miliaire aiguë.
XVII. 18 ans. H.	Seeligmüller.	3 ans.	18 ans.	Atrophie de tout le membre inférieur gauche.	Membre infér. droit Contractions fibrillaires.	Sclérose latérale amyotrophique?	
XVIII. 29 ans. H. maître d'école, froid; travaux manuels.	Seeligmüller.	Première enfance.	28 ans.	Bras droit.	Bras droit.	Bras gauche. Mouvements fibrillaires.	Exagération des réflexes.
XIX. 26 ans. H. Négociant.	Seeligmüller.	Première enfance.	17 ans.	Jambe gauche.	A 17 ans, double pied équin ténotomisé.	A 20 ans, atrophie de la cuisse gauche.	
XX. 20 ans. H. Chapelier.	Seeligmüller.	1 an et demi.	5 ans.	Bras gauche.	Épaule gauche.	Déformation complète de l'épaule gauche.	Fortes douleurs dans l'omoplate pendant l'atrophie.
XXI. 50 ans. H. Tailleur.	Garbsch.	2 ans.	45 ans.	Atrophie de la jambe droite.	Main droite.		Garbsch attribue la localisation de l'atrophie à la main droite à l'appui sur une canne.
XXII. 48 ans. H. tisseur.	Garbsch.	3 ans.	48 ans.	Jambe droite.	Bras droit.	Atrophie du biceps. Mouvements fibrillaires.	
XXIII. 26 ans. H. marchand ambulant.	Personnelle.	3 ans.	25 ans.	Atrophie du membre inférieur droit.	Jambe droite.	Après la jambe droite, le bras du même côté s'atrophie encore, puis les muscles de l'épaule gauche.	Exagération des réflexes. Hypertrophie curieuse du muscle temporal droit.
XXIV. 48 ans. H. vannier.	Bernheim, également cité par Sterne.	11 mois.	47 ans.	Atrophie du membre inférieur droit avec pied bot équin paralytique.	Main droite.	Généralisée successivement aux membres du côté gauche et au grand dorsal. Contractions fibrillaires.	Mort par hémorragie cérébrale.

Index bibliographique

des principaux travaux que nous avons consultés, concernant la paralysie infantile.

Ballet et Dutil. — Rev. méd., 1884.
Bernheim. — Rev. méd., 1893.
Carrieu. -- Th. Montpellier, 1875.
Charcot. — Leç. sur les maladies du syst. nerveux, 2e édition, t. II.
— Soc. biologie, 1870.
— — 1875.
— Progrès médical, 1885.
Coudoin. — Th. Paris, 1879.
Déjerine. — Th. ag. 1886. Hérédité dans les mal. du syst. nerv.
— Poliomyélite aiguë infantile ancienne accompagnée d'une myopathie à type scapulo-huméral. Méd. moderne, 1893.
Garbsch. — Th. Berlin, 1890.
Grandou. Th. Paris, 1893.
Grasset. — Tr. syst. nerv., 1894, t. I, p. 700.
Hayem. — Soc. biol., 2 août 1879.
— Ac. méd., 1875.
Landouzy et Déjerine. — Rev. méd., 1882-1885.
Mathieu-Sicaud. — Etiologie héréditaire de la paralysie infantile. Th. Paris, 1887.
Oulmont et Neumann. — Gaz. hebd., 1884.
Quinquaud. — In th. Sterne.
Raymond. — Soc. biol., 1875.
Rémond. — Progrès méd., 1889.
Rendu. — Leç. de clinique, 1891, p. 303.
Sattler. — Th. Paris, 1888.
Sauze. — Th. Paris, 1881.
Seeligmüller. — Iarbuch fur Kinderheilkunden, 1877.
Spillmann. — In thèse Sauze.
Sterne. — Th. Nancy, 1891.

DEUXIÈME PARTIE

RÉVEIL D'UNE ANCIENNE HÉMIPLÉGIE CÉRÉBRALE INFANTILE

La lésion en foyer des cornes antérieures, véritable cicatrice restée torpide pendant un nombre d'années parfois très grand, peut donc à un moment donné, produire la série des symptômes que nous avons énumérés et qui sont en rapport avec l'extension de la lésion à diverses parties de la moelle. S'il en est ainsi pour la lésion médullaire, on conçoit facilement qu'il puisse en être de même pour les lésions de l'écorce cérébrale. Sans faire entrer ici en ligne de compte les réflexes cérébraux bien étudiés par M. le professeur Pierret dans la thèse de Dénier [1], non plus que les phénomènes épileptiques qui se produisent parfois longtemps après la constitution d'une lésion, plus ou moins voisine des régions motrices du cerveau, il est permis de faire remarquer l'analogie qui existe entre les lésions de la paralysie infantile et celles de l'hémiplégie

[1] Thèse, Lyon, 1890.

cérébrale infantile ; les causes connues qui provoquent l'une, notamment les maladies infectieuses, sont également invoquées dans la pathogénie de l'autre.

Marie, dans ses *Leçons sur les maladies de la moelle* (p. 457), a déjà signalé ce fait :« ..... Je dois vous parler de l'analogie, j'irai même jusqu'à dire l'identité, qui existe, au point de vue de la pathologie générale, entre la paralysie spinale infantile et l'hémiplégie cérébrale infantile. Cette identité, ce n'est pas aujourd'hui que je la proclame : je n'ai cessé de le faire depuis 1885, et je ne désespère pas, Messieurs, de vous convaincre que cette opinion est conforme à la réalité des faits. J'ai, dans cette manière de voir, été précédé, je le reconnais volontiers, par deux neurologistes éminents, M. Vizioli et M. Strümpell, qui tous deux se sont prononcés fort nettement en faveur d'une intime analogie entre les deux maladies de l'enfance que je viens de vous citer. Mais, chose singulière, à part cette notion d'analogie, nous sommes, tous trois, d'avis fort différents sur la nature de ces deux maladies.

« Contrairement à M. Vizioli, j'admets que l'une et l'autre de ces affections sont de nature infectieuse ; d'autre part, il m'est impossible, pour des raisons que j'ai précédemment exposées, de les considérer avec M. Strümpell, comme des maladies systématiques de la substance grise.

« Quoi qu'il en soit de ces opinions, le fait de l'identité des deux affections me semble indéniable, et si vous en doutiez, il me suffirait de vous rappeler une observation de M. Möbius, que j'ai déjà maintes fois citée. On y voit le frère et la sœur âgés le premier de trois ans, la seconde d'un an et demi, après avoir présenté tous deux des symptômes généraux (fièvre, état gastrique...) pendant quelques jours, être presque simultanément atteints, la sœur de paralysie atrophique spinale, le frère d'hémiplégie spasmodique infantile. — Je vais plus loin, Messieurs, j'ai la conviction que grâce à un hasard favorable on verra quelque jour l'hémiplégie cérébrale infantile et la paralysie spinale infantile coïncider chez le même sujet, et j'attends avec confiance la publication de cette observation typique qui démontrera d'une façon irréfutable l'identité des deux affections. »

Un peu plus loin, Marie ajoute :

« Je veux, restant sur le terrain plus stable de la clinique, à propos de ces faits de reprise de processus amyotrophique, appeler votre attention sur une nouvelle analogie entre la paralysie spinale infantile et l'hémiplégie cérébrale infantile.

« En effet, dans cette dernière affection, il est fréquent de voir, cinq, huit, dix ans après l'apparition de l'hémiplégie et alors que les lésions semblaient être depuis longtemps passées purement et simplement à l'état de cicatrices, il est fréquent, dis-je, de voir survenir des attaques d'épilepsie et souvent aussi, en même temps que celles-ci, une reprise des phénomènes de paralysie absolument comme dans les cas de paralysie infantile auxquels je fais allusion.

« Cette dernière analogie entre les deux affections me paraît valoir la peine d'être signalée, car elle montre bien qu'on n'a pas affaire là à un fait fortuit, mais à un processus qui est dans l'essence même de ces affections. »

Ainsi Marie a parfaitement signalé, d'une part, l'analogie de nature de la paralysie infantile et de l'hémiplégie cérébrale infantile, et d'autre part il a indiqué la possibilité du réveil de cette dernière affection. Nous n'avons pas cependant trouvé d'observation publiée dans ce sens, et nous croyons intéressant de rapporter le cas d'un malade qui, atteint d'une hémiplégie cérébrale infantile légère, puisqu'elle lui permettait de travailler, fut brusquement frappé, après plus de cinquante ans, d'une attaque qui détermina une contracture complète du côté parésié.

Nous joindrons à cette observation la photographie du malade et un dessin représentant très fidèlement la lésion de l'hémisphère droit.

Observation due a l'obligeance de M. Lannois

Joseph D..., âgé de soixante-six ans, marchand ambulant, entre le 19 décembre 1892, dans le service de M. le professeur Lépine.

Père mort à soixante ans, d'une pleurésie.

Mère morte à trente ans, de tuberculose pulmonaire.

Une sœur est morte tuberculeuse à vingt-six ans.

Deux frères et deux sœurs sont morts en bas âge.

La femme du malade est morte depuis longtemps d'affection indéterminée. Deux enfants morts en bas âge.

Vers l'âge de dix-huit mois à deux ans, le malade eut une affection cérébrale grave sur laquelle il ne put donner de détails précis. On lui aurait toujours dit, suivant son expression, qu'il avait à ce moment une poche d'eau dans la tête.

Quoi qu'il en soit, il eut depuis cette époque une hémiparésie de ce côté avec arrêt léger de développement.

Le membre inférieur a toujours été beaucoup plus utile au malade que le membre supérieur, dont il ne pouvait guère se servir pour les travaux pénibles, mais dont la parésie ne l'empêchait pas cependant d'exercer le métier de tailleur. En réalité, il était loin d'avoir une impotence complète du côté gauche. Cet état persista toute la vie du malade, sans aucune modification jusqu'à il y a une dizaine d'années.

A ce moment, le malade eut une attaque avec perte de connaissance, à la suite de laquelle la parésie gauche se transforma en une véritable hémiplégie, à laquelle succéda rapidement une contracture progressive, d'abord des fléchisseurs de l'avant-bras sur le bras, puis des fléchisseurs de la main et des doigts. Cette contracture a été précédée de douleurs assez vives.

Au point de vue des fonctions cérébrales, on note dès la jeunesse du malade un certain degré de faiblesse intellectuelle. Sans être un imbécile ou un idiot, il ne fut jamais qu'un mauvais élève à l'école et ne put apprendre à lire ni à écrire Il avait cependant une excellente mémoire ; jamais de gêne de la parole.

Ajoutons à ces commémoratifs que vers seize ans, à l'âge de la puberté, il fut atteint d'attaques épileptiques à début du côté paralysé et avec perte de connaissance ; celle-ci ne furent jamais fréquentes et rapprochées et cessèrent complètement vers quarante à quarante-cinq ans.

Etat actuel. — 19 décembre 1893. — En examinant le côté gauche, on constate : pour le membre supérieur, tous les os du squelette sont réduits de volume ; clavicule, omoplate, humérus, cubitus et radius. De même, les phalanges du côté gauche sont plus courtes qu'à droite.

Le grand pectoral est contracturé et fixe le bras contre le tronc, dont il ne peut être écarté. Le deltoïde est extrêmement atrophié. Le biceps et le brachial antérieur sont le siège de contractures amenant une flexion permanente à angle droit de l'avant-bras sur le bras.

Cette atrophie si prononcée des os et des parties molles de la ceinture scapulaire se voit nettement sur la photographie à laquelle elle donne un aspect spécial ; bien que le malade ait été photographié de face, son côté gauche est très fuyant et fait croire qu'il a posé de trois quarts.

La main est le siège d'une déformation très accentuée ; elle est fléchie à angle droit sur l'avant-bras ; le pouce présente une forte adduction ; l'index est en extension forcée sur le métacarpe ; les autres phalanges au contraire sont fortement fléchies.

Le pied gauche présente un certain degré d'équinisme avec exagération de la concavité plantaire. Le talon est élevé, et c'est la partie antérieure du trépied plantaire qui porte sur le sol. Atrophie considérable des masses musculaires de la cuisse et de la jambe. Une saillie que l'on voit sur le tibia est due à une fracture mal réduite qu'il s'était faite plusieurs années avant l'attaque.

Exagération du réflexe rotulien gauche et des réflexes tendineux du bras du même côté.

Pas d'hémiplégie faciale nette : les rides du visage sont simplement moins accentuées du côté gauche, mais cette différence est minime. Le malade ferme bien les deux yeux, mais il n'a amais pu fermer l'œil gauche isolément malgré tous ses efforts.

La sensibilité est bien diminuée du côté paralysé. Parfois il s'écorche la peau et ne s'en aperçoit qu'en le voyant.

Le côté paralysé se refroidit plus facilement que l'autre. Pas de réfrigération actuelle sensible au toucher.

Du côté du thorax on note un arrêt de développement assez marqué à gauche, déterminant l'asymétrie de la cage thoracique.

La percussion dénote une légère submatité au sommet gauche. Les bases sont très sonores.

A l'auscultation, on constate de gros râles dans toute l'étendue de la poitrine : quelques râles fins sous la clavicule gauche.

27 décembre. — Diminution de la respiration à gauche avec rudesse de l'inspiration. Il n'y a plus de râles fins. Expiration prolongée à droite.

On ne sent pas le corps thyroïde qui paraît très atrophié.

Le malade fit un nouveau séjour à l'hôpital pendant l'hiver 1893-94 ; l'observation consigne seulement les symptômes pulmonaires qui confirment le diagnostic de tuberculose.

Le 12 avril 1894, le malade entre à nouveau, très affaibli, dans le service de M. Lannois à Saint-Pothin. Il tousse davantage. Pas d'hémoptysies ni de points de côté. Expectoration abondante, muqueuse et aérée.

Mêmes signes de percussion ; de plus on constate une sonorité médiocre du tiers moyen des deux poumons, avec expiration prolongée ; sonorité un peu moindre à droite.

Inspiration rude sous la clavicule droite. Sous la clavicule gauche, quelques râles inspiratoires assez gros. Submatité.

Au cœur, une systole redoublée toutes les quatre ou cinq révolutions cardiaques.

Athérome artériel très prononcé.

A dater de cette époque, le malade continua à s'affaiblir, des signes cavitaires apparurent au sommet gauche, et le malade succomba le 11 juillet 1894.

Autopsie, le 12 juillet. — A l'ouverture de la cage thoracique, on constate que la plèvre droite contient 1 litre de liquide clair. Il existe de nombreuses adhérences pleurales des deux côtés.

Le poumon droit présente des granulations tuberculeuses, du volume d'un pois à celui d'une noisette.

Dans le poumon gauche, on trouve au sommet une caverne grosse comme un œuf. Au-dessus de cette caverne, on voit pointer un fragment d'aiguille d'acier, dont la plus grande partie, privée de tête, est dans la caverne pulmonaire. Le reste du poumon présente de nombreuses granulations tuberculeuses.

Dans les deux poumons, la tuberculose a nettement le caractère fibreux.

Le cœur pèse 280 grammes et ne présente rien d'anormal. Il existe de nombreuses plaques laiteuses sur le péricarde.

Les autres organes ne présentent rien de particulier.

Le cerveau et le cervelet pèsent ensemble 1020 grammes.

Une assez grande quantité de liquide s'écoule à l'ouverture des méninges.

Il n'y a pas d'adhérences de la dure-mère à la pie-mère.

Sur l'hémisphère droit, les méninges sont adhérentes à la substance cerébrale, au niveau des lésions que nous allons décrire. Il existe, en effet, sur cet hémisphère, une vaste perte de substance qui occupe toutes les circonvolutions bordant la scissure de Sylvius. Ont disparu : la moitié inférieure de la pariétale ascendante, la deuxième pariétale, les circonvolutions marginales, le lobule du pli courbe, et la moitié de la première temporo-sphénoïdale. Les circonvolutions voisines sont notablement diminuées de volume, de même que le lobule paracentral.

Cette perte de substance est comblée par du liquide céphalo-rachidien, et lorsque ce liquide s'est écoulé, on voit la sylvienne au fond de la cavité. Il n'y a aucune trace de thrombose ni d'embolie artérielle.

Le pédoncule, du côté droit, est réduit au tiers de son volume, et la pyramide bulbaire est très manifestement atrophiée.

Sur la moelle fraiche, on distingue un triangle de dégénérescence au niveau du faisceau pyramidal gauche, surtout marqué dans le renflement cervical.

Les muscles du bras ont conservé leur couleur rouge; les articulations ne présentent pas de lésions, et la rétraction est purement tendineuse.

Sur le dessin ci-joint, représentant le cerveau durci, on voit parfaitement la vaste perte de substance qui siège sur les circonvolutions voisines de la scissure de Sylvius.

La vaste cavité porencéphalique communique avec le ventricule latéral par un orifice qui admet le bout d'un porte-plume.

Il est à noter que l'atrophie des circonvolutions voisines était beaucoup plus marquée sur la pièce fraiche que sur la pièce durcie.

Les lésions que nous avons indiquées au bulbe et dans la moelle cervicale se voient aussi très nettement sur la pièce durcie; on remarque que les lésions du faisceau pyramidal direct et croisé sont à peine marquées dans la région lombaire.

En résumé, dans ce cas tout à fait remarquable, on a affaire à une lésion cérébrale infantile, ayant produit de la porencéphalie et une dégénérescence du faisceau pyramidal. Cette lésion avait produit une infirmité que nous avons décrite.

Comment expliquer l'attaque survenue cinquante ans après la maladie de l'enfance et l'aggravation des symptômes succédant à cette attaque? Ne peut-on rapprocher ce fait de ceux que nous avons rappelés dans le chapitre de la paralysie infantile et ne peut-on penser qu'il y a eu un véritable réveil de l'ancien foyer d'encéphalite ? C'est, du moins, l'hypothèse émise par M. Lannois.

Nous avons consulté avec beaucoup de soin les travaux qui ont paru sur la porencéphalie ou sur les diplégies cérébrales de l'enfance, et il nous a été impossible de trouver une seule observation semblable à la nôtre.

Rauzier, dans le *Montpellier médical* de 1895, cite un cas de coexistence d'une sclérose latérale amyotrophique avec une porencéphalie, mais la lecture de l'observation nous a montré qu'il était impossible de la rapprocher de celle que nous rapportons ici.

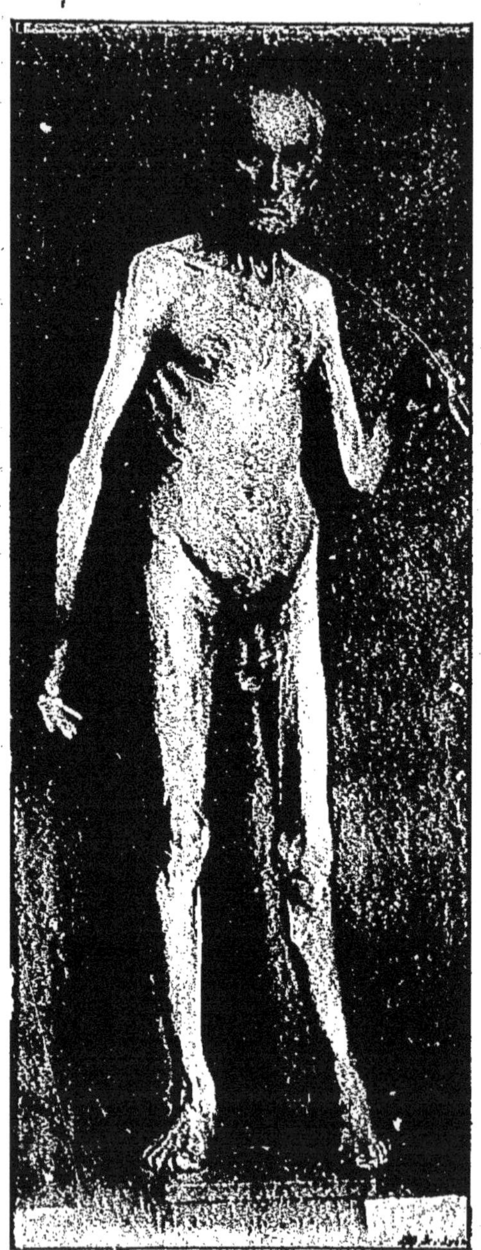

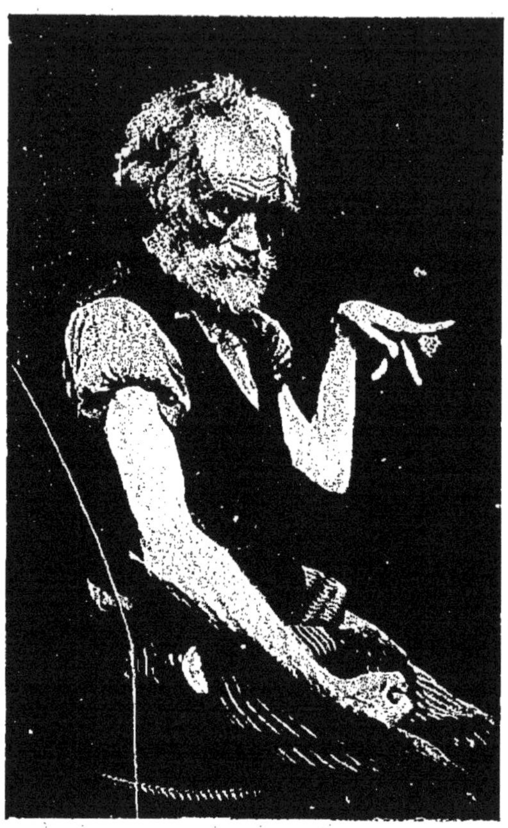

Duc... Joseph, 66 ans, Hémiplégie cérébrale infantile. Attaques d'épilepsie à 13 ans. A 55 ans, ictus suivi d'augmentation des contractures.

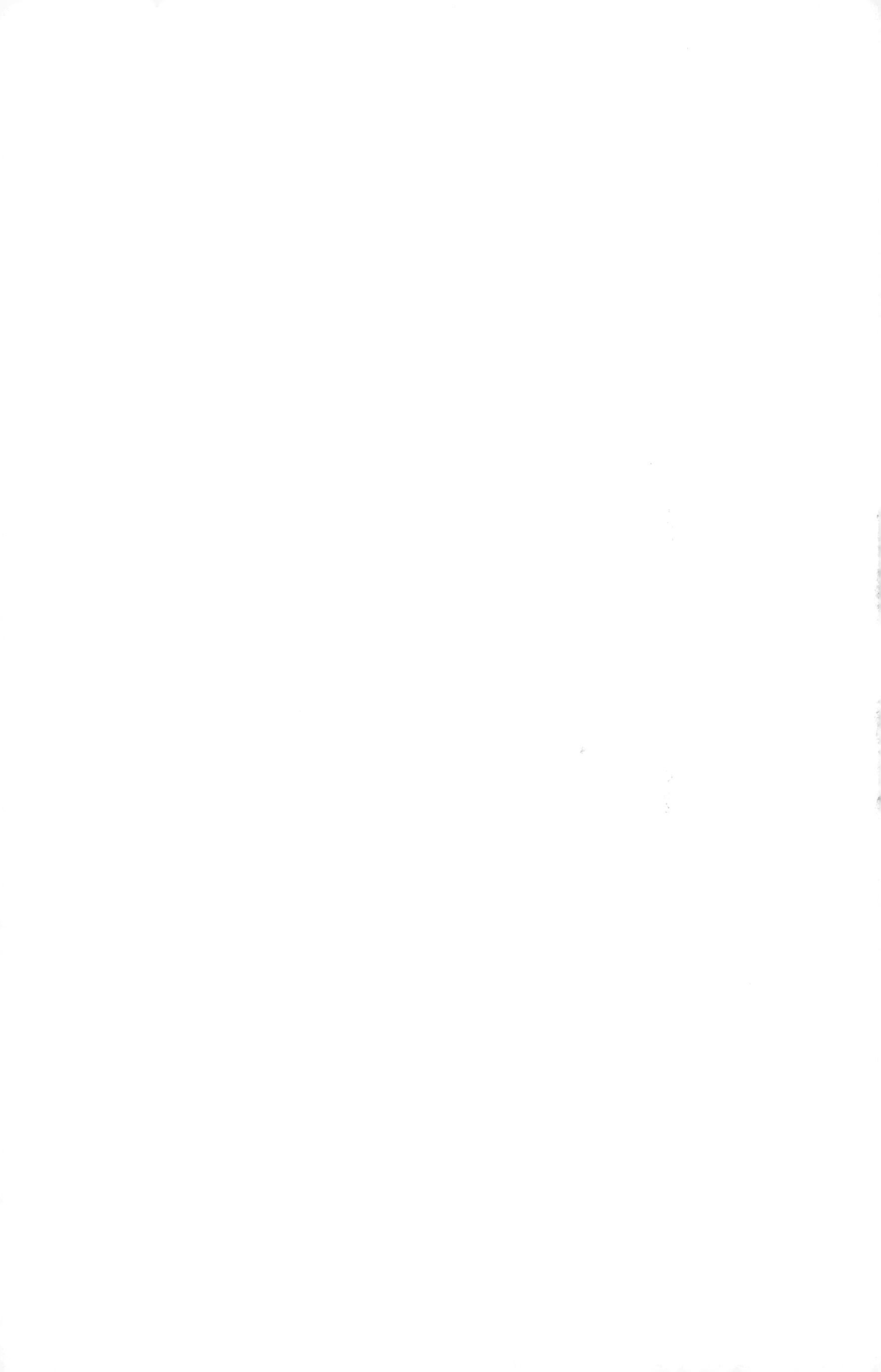

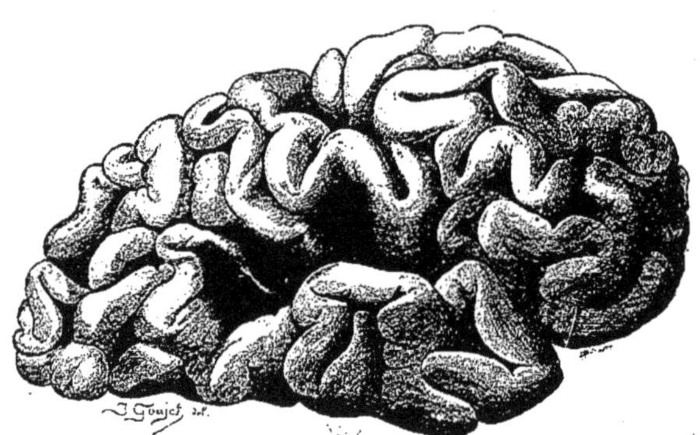

Porencéphalie .— Duc... Joseph

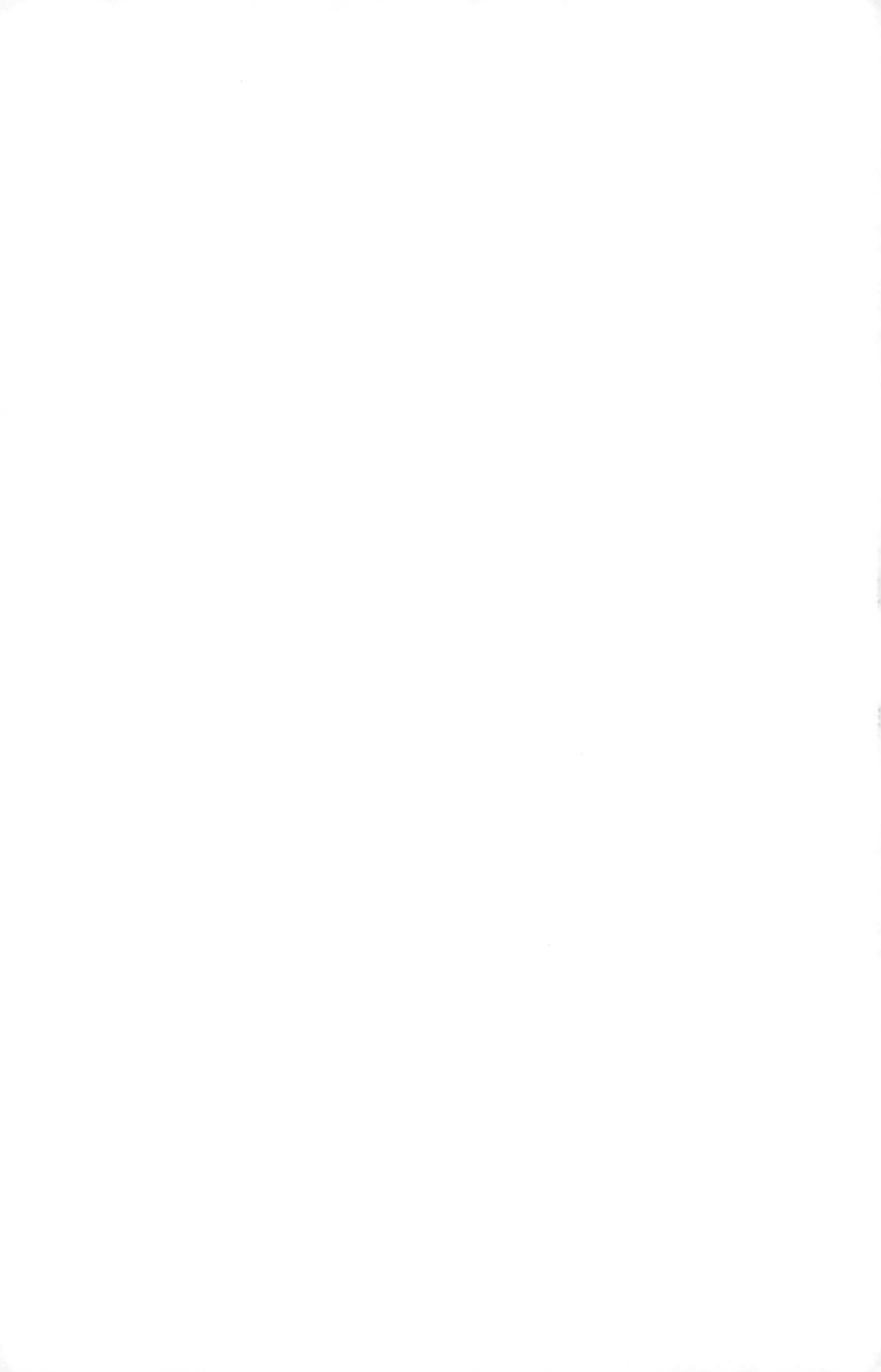

CONCLUSIONS

I. Il existe des affections des centres nerveux qui peuvent, à des années de distance, se réveiller et donner lieu à une symptomatologie nouvelle.

II. Les faits de cet ordre les plus nombreux concernent la paralysie infantile, qui peut se réveiller quinze, vingt, quarante ans après la première atteinte.

Les causes de ce réveil sont peu connues ; on a noté l'influence du froid humide, du surmenage, des traumatismes.

Tantôt il se produit une paralysie spinale aiguë, tantôt une atrophie musculaire progressive de types différents et d'une marche un peu irrégulière.

L'étude anatomo-pathologique montre que, dans ces cas, il s'agit d'une extension des lésions aux cellules des cornes antérieures de la moelle.

Ce réveil d'un ancien foyer de myélite est difficile à

expliquer; peut-être faut-il l'attribuer à un réveil microbien, ou bien la lésion a-t-elle joué simplement le rôle d'épine, de *locus minoris resistentiæ*.

On devra ne pas oublier la possibilité de ce réveil dans le pronostic de la paralysie infantile.

III. A côté de ces faits, nous rapportons une observation inédite d'hémiplégie cérébrale infantile, s'aggravant cinquante ans plus tard et à la suite d'un ictus, s'accompagnant d'une augmentation des conctractures; ce qui prouve que le réveil d'anciennes lésions peut se produire du côté du cerveau aussi bien que sur la moelle.

TABLE

Introduction 5

PREMIÈRE PARTIE. — *Réveil des anciennes paralysies infantiles*. 9

Chapitre premier. — Historique 9

Chapitre II. — Etiologie 13

Chapitre III. — Symptomatologie 15

I. — Poussées congestives avec parésie ou paraplégie passagère. 16

II. — Formes aiguës 16

III. — Formes chroniques. 20

Chapitre IV. — Anatomie pathologique 24

I. — Poussées congestives. 24

II. — Formes aiguës et subaiguës 24

III. — Formes chroniques. 27

Chapitre V. — Pathogénie. 29

Chapitre VI. — Diagnostic. — Pronostic. — Traitement. 37

Observations. 41

I. — Formes aiguës ou subaiguës. 41

Résumé des observations de formes aiguës ou subaiguës 71

II. — Formes chroniques 74

Résumé des observations de formes chroniques. . 125

Index bibliographique 130

DEUXIÈME PARTIE. — *Réveil d'une ancienne hémiplégie cérébrale infantile* 131

Conclusions 145

Lyon. — Imp Pitrat Ainé, A. Rey Successeur, 4, rue Gentil — 11405

AUDRY (J.). — **L'athétose double et les chorées chroniques de l'enfance,** étude de pathologie nerveuse, par J. AUDRY, médecin des hôpitaux de Lyon, 1892, 1 vol. in-8, de 411 pag. avec 6 pl. dont 2 phot. 10 fr.

BEAUNIS (H.). — **L'évolution du système nerveux,** 1890, 1 vol. in-16, de 320 pages avec 236 figures (*Bibliot. scientifique cont.*). . 3 fr. 50

BERNARD (Claude). — **Leçons sur la physiologie et la pathologie du système nerveux,** 1858, 2 vol. in-8, avec figures. . . . 14 fr.

BOUCHUT. — **Du nervosisme aigu et chronique et des maladies nerveuses,** 2e *édition*, 1877, 1 vol. in-8, de 405 pages. . . . . . 6 fr.

BOUVERET (L.). — **La Neurasthénie** (épuisement nerveux), par le Dr Louis BOUVERET, agrégé à la Faculté de médecine de Lyon. 2e *édition*, 1891, 1 vol. in-8, de 480 pages. . . . . 6 fr.

CULLERRE (A.). — **Traité pratique des maladies mentales,** par le Dr CULLERRE, médecin de l'asile des aliénés de la Roche-sur-Yon, 1889, 1 vol. in-18, de 608 pages avec figures. . . . . 6 fr.

— **Nervosisme et névrose.** — Hygiène des énervés et des névropathes. 2e *édition*, 1892, 1 vol. in-16, de 352 pages. (*Bibliothèque scientifique contemporaine*). . . . . 3 fr. 50

DAGONET. — **Traité des maladies mentales** par le Dr H. DAGONET médecin honoraire de l'Asile Sainte-Anne, avec la collaboration de J. DAGONET, médecin-adjoint de l'Asile Sainte-Anne et G. DUHAMEL, médecin-directeur d'une maison de santé, 1894, 1 vol. gr. in-8, de 850 p., avec 42 photogravures en couleur représentant des types d'aliénés et une carte des Asiles. . 20 fr.

EDINGER. — **Anatomie des centres nerveux,** édition française par le Dr SIRAUD, chef des travaux anatomiques à la Faculté de médecine de Lyon, 1889, 1 vol. in-8, de 258 pages, avec 143 figures . . . . 8 fr.

HAMMOND et LABADIE-LAGRAVE. — **Traité pratique des maladies du système nerveux,** comprenant les maladies du cerveau, les maladies de la moelle et de ses enveloppes, les affections cérébro-spinales, les maladies du système nerveux, périphérique et les maladies toxiques du système nerveux, par W. HAMMOND, professeur des maladies mentales et nerveuses à l'Université de New-York. Traduction française très augmentée par le Dr F. LABADIE-LAGRAVE, médecin des hôpitaux de Paris. 1890, 1 vol. gr. in-8, de XXIV-1,280 pages avec 116 figures. . . . . 20 fr.

LANNOIS (M.). — **Monographie des chorées,** par le Dr M. LANNOIS professeur agrégé à la Faculté de médecine de Lyon, 1886, in-8. 172 pages, avec figures. 4 fr.

LANDOUZY (L.). — **Contribution à l'étude des convulsions et paralysies liées aux méningo-encéphalites fronto-pariétales,** par L. LANDOUZY, professeur à la Faculté de médecine de Paris, 1876, in-8, 248 pages. . . . . 5 fr.

LE GRAND DU SAULLE. — **Les hystériques,** état physique et état mental, actes insolites, délictueux et criminels. 3e *édition*, 1891, 1 volume in-8, de 625 pages. . . . . 8 fr.

LEFERT (Paul). — **La pratique des maladies du système nerveux dans les hôpitaux de Paris,** 1894, 1 vol. in-18, cartonné. . . 3 fr.

LEYDEN (E.) — **Traité clinique des maladies de la moelle épinière,** par E. LEYDEN, professeur à l'Université de Berlin. Traduit par E. RICHARD, professeur à l'École du Val-de-Grâce, et Ch. VIRY, sous-directeur de l'École de santé militaire de Lyon, 1879, 1 vol. gr. in-8, 850 p. 14 fr.

MOREAU (de Tours). — **La folie chez les enfants,** par le Dr Paul Moreau de Tours, 1 vol. in-16, de 444 pages . . . . 3 fr. 50

VOISIN (Aug.). — **Traité de la paralysie générale des aliénés,** par le Dr Auguste VOISIN, médecin de la Salpêtrière. 1879, 1 vol. gr. in-8, de XVI-540 p., 15 pl. col. . . . . 20 fr.

ROSENTHAL (E.). — **Les diplégies cérébrales de l'enfance,** 1893, gr. in-8, 160 p., avec 3 tableaux. . . . . 4 fr.

Lyon. — Imp. PITRAT AINÉ, A. Rey Successeur, 4, rue Gentil. — 11.3)

www.ingramcontent.com/pod-product-compliance
Ingram Content Group UK Ltd.
Pitfield, Milton Keynes, MK11 3LW, UK
UKHW021042230726
13926UKWH00004B/1616

9 782016 115084